我最想要的
治未病书

杜建军 ◎ 著

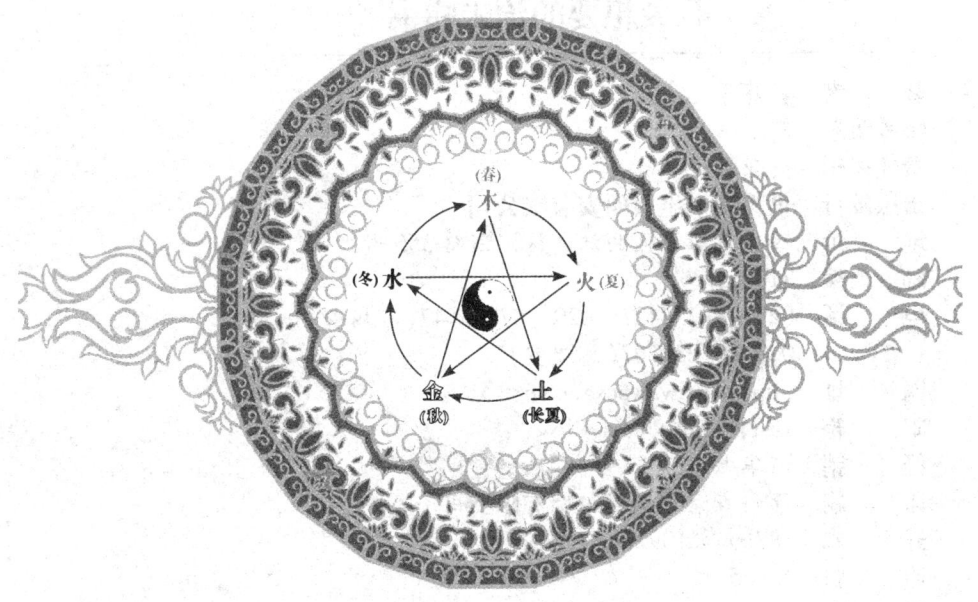

 中国出版集团有限公司

 世界图书出版公司
西安　北京　上海　广州

图书在版编目(CIP)数据

我最想要的治未病书 / 杜建军著. —西安:世界图书出版西安有限公司,2012.4(2025.5 重印)

ISBN 978 - 7 - 5100 - 4348 - 2

Ⅰ. ①我… Ⅱ. ①杜… Ⅲ. ①常见病—中医治疗法 Ⅳ.①R242

中国版本图书馆 CIP 数据核字(2012)第 016968 号

我最想要的治未病书

著　　者	杜建军	
特邀策划	布衣书生	
责任编辑	赵亚强	
出版发行	世界图书出版西安有限公司	
地　　址	西安市雁塔区曲江新区汇新路 355 号	
邮　　编	710061	
电　　话	029 - 87234427　029 - 87233647(市场营销部)	
	029 - 87234767(总编室)	
网　　址	http://www.wpcxa.com	
邮　　箱	xast@wpcxa.com	
经　　销	新华书店	
印　　刷	涿州市荣升新创印刷有限公司	
开　　本	787mm ×1092mm　1/16	
印　　张	15.25	
字　　数	200 千字	
版　　次	2012 年 4 月第 1 版	
印　　次	2025 年 5 月第 2 次印刷	
书　　号	ISBN 978 - 7 - 5100 - 4348 - 2	
定　　价	58.00 元	

序　一

身体健康、心理和谐是现代人们追求良好生活质量的基础。普及中医保健知识和提高国人的健康素质，为国人健康贡献自己的一份力量，这是我们中医学工作者的使命。

随着社会的不断发展，社会人口结构的变化和人们生活方式的改变，已带来了许多新的健康问题，目前，健康已成为人们关注的焦点。那么，如何普及中医保健知识？如何提高国人的健康素质？解决问题的方法就是要让更多的大众接受健康的新观念，了解医学的新知识，预防疾病，而中医学历来重视疾病的预防，即"治未病"。

其实，"治未病"的概念最早出现于《黄帝内经》，在《素问·四气调神大论》中讲道："是故圣人不治已病治未病，不治已乱治未乱，此之谓也。夫病已成而后药之，乱已成而后治之，譬犹渴而穿井，斗而铸锥，不亦晚乎"。这就生动地指出了"治未病"的重要意义。中医养生文化源远流长，博大精深，尤其是以"治未病"，即预防疾病为核心，其内容极为丰富，具有很强的实用性，是值得我们进行推广和学习的。

今天，能看到有这样的中医学子，为大众普及中医保健知识，传播中医养生保健理念，我感到很欣慰，也希望借此能为普及中医保健知识和提高国人的健康素质作点贡献。在这里，我也鼓励中医学的年轻志士们通过出版图书、发表文章或在社区搞讲座等途径，传播更多、更好的中医保健知识，用之于大众，为大众服务。

是书深入浅出，图文并茂，给读者提供了中医养生"治未病"独到的思路和丰富的方法，实用性很强，正如作者所言："本书读时不累，用时方便"。

该书付梓，真心希望广大读者能够受益！

特志为序。

世界中医药学会联合会亚健康专业委员会会长
中华中医药学会亚健康分会主任委员

2011.12.30 北京

序　二

　　人人希望有一个健康的身体，但各不尽相同。何以使然？生活习惯、心态变化、自然环境、医疗条件、经济状态、知识水平等诸多因素都会影响人们的健康。

　　社会在进步，科学在发展，知识日新月异，物质极大的丰富。食品琳琅满目，处处美味佳肴，以车代步，出入歌厅，迷恋网络，不离视频。有些人不知节制，将使人体神志恍惚，胃肠失控，五官劳损，活动减少，气血失调，筋脉废退，导致富贵病多发。人们的健康水平日渐下降，令人堪忧。据此，必须提醒人们重视健康，应以保益除害，勿使过之，防病于未然，不要病时方知健康贵。拥有健康即于拥有一切。病痛缠身，何言财富与知识，应知"体者载智也"的哲理。没有健康的体能，要充分发挥你的知识与财富是不可能的。治未病，即预防疾病，这一思想早在两千多年前《黄帝内经》中已有论述："是故圣人不治已病治未病，不治已乱治未乱，此之谓也。"经历代中医医家的努力，中医书籍积累了很多治未病的宝贵经验，内容极其丰富，有很好的实用价值，值得我们进行认真的挖掘、整理和应用。

　　今昔我看到这样年轻的作者，为人们体能下降、未能养成良好的生活习惯而忧虑，为人们疾病缠身而痛心，故在百忙之中不辞劳苦而搜集、采摘有关治未病的资料，并结合自己多年讲授养生的经验，编写了《我最想要的治未病书》一书，我欣然为之感动。其书详论了从中医解读人体养生的思路和方法，提出尊重自然规律、顺时养生的养生真谛，感悟中医养生对于生命的重要性。读者如能按此运作，对你们的健康有很大裨益，将会延年益寿。

为此乐而作序。

中国针灸学会荣誉常务理事
全国首批名老中医学术指导老师
享受国家特殊津贴中医专家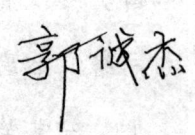

2012 年元月于古城咸阳

前　言

一些好友、学生和顾客，经常劝我写一本养生保健方面的书，把这些年研习、讲解中医养生方面的经验和心得总结出来，但是我总是笑笑，敷衍一下，迟迟不肯动笔。

其实，在我的内心深处也有这样的想法。不肯动笔，准确的来讲应该是不敢动笔写，是因为我始终有一些顾虑。主要顾虑有二：一是害怕自己的学识浅薄，不能够充分展示博大精深的中医养生，让一些本来就怀疑中医、不相信中医的人有了口实，"中医养生就是这样?"二是担心自己的一些观念和方法有不周之处，误导了别人。

直到最近，我与业内一位师长畅谈此事之后，帮助我彻底打开了这个心结。他直言我的这种"担心"和"谨小慎微"，其实不是真的热爱中医（我自认为自己非常热爱中医，视中医为生命的一部分），也不利于中医的发展。真的热爱中医，应该有所担当，应该为中医的发展添砖添瓦，实实在在做一些事情，而不是一味在意别人的看法。尤其是在当前，中医养生正在逐渐被广大老百姓所接受和喜爱的前提下。

只有写出来，才有可能为中医养生的推广和发展有所裨益，才有可能扬长避短，才有可能让同样喜爱中医养生的民众有所受益。我觉得很道理。

于是，我决定放下一切包袱，在工作之余，开始伏案笔耕，始有此书。

关于本书的内容和用途，我要明确说明：本书只是我这些年来在自我研习和讲授中医养生方面的体会和经验的整理，介绍了一些养生知识和经验，提供了中医爱好者学习中医养生的思路和方法，是属于"治未病"的范畴。也就是说本书重点介绍的是关于祖国医学在预防疾病、减少疾病，保持或增进健康方面的宝贵经验和方法，绝不是用来指导治疗疾病的。治疗疾病一定要到正规医院，断不可进行所谓的"养生"而延误治疗的时机。

中医养生文化源远流长，博大精深，尤其是以"治未病"（即预防疾病）为核心和特长的，其内容极为丰富，具有很强的实用性，是值得我们进行推广和学习的。

对于中医养生的爱好者，尤其是对于没有医学背景的同志，在学习中医养生的方法上，我有如下几点体会：

第一，在学习中医养生的态度上，要化被动为主动，由简单的"用中医"而学习中医养生，转变为"爱中医"而学习，这样你就会获得无群动力。就像谈恋爱一样，因为爱他（她），你就会想尽一切方法接近他（她），了解他（她），用这样的态度去学习中医养生，何愁学不会，如何能不进步？有这样的态度，对于中医养生文化的推广来说，也是一件幸事。

第二，中医养生内容丰富，方法多样，一些专业理论和术语也很多，在学习过程注意本着由简到繁，由易到难的学习规律，不要着急，你会在不断学习和积累中进步。

第三，可以学以致用，你会对中医养生有更多的理解和体会。例如，中医中讲"要想身体安，三里常不干"，你可以试着灸一灸你的足三里穴，看看你自己的身体抵抗力是否有所提高。当然，这应该是在你掌握一定的艾灸技术，以保证你安全操作的前提下进行。

第四，中医养生是很重视心性的培养，精神的调理。学习和应用中医养生的过程，也就是修身养性的过程。医术本来就是"仁术"，唐代医学家孙思邈不仅因为他医术高明，更重要的是他品德高尚，被后代尊为一代"大医"，为后世医家之楷模。我们要想在中医养生中有所建树，也需注重"仁心"的培养。

另外，这种精神上的调养，本身就是一种预防疾病的方法，是中医养生的重要组成部分。"恬淡无为，精神守之"。心情淡泊、寡欲本身就可以减少很多疾病，古人早就把精神因素致病，即七情（喜、怒、忧、思、悲、恐、惊）致病归入重要的致病原因之一，即内因。

因此，在研习中医养生过程，也应该注重培养一种平和、豁达的心态。

本书在形式上比较灵活，采取图文并茂的形式，绘制了不少图与表，我也编写了不少养生歌诀。在版块设计上，除了正文之外，还增加了"养生实录"和"养生链接"等内容。这样做目的，就是想增加本书的趣味性和知识性，同时想尽量把中医养生化难为易，化繁为简，争取读者朋友读时不累，用时方便。如果大家能够从本书中得到一些有用的东西，或者由于本书，而更加喜爱祖国医学，关注中医养生的发展，那将是对我最大的褒奖。

另外，要特别说明的是，本书在"养生实录"等版块所举的案例，其中的人物名称，为了减少不必要的麻烦，均采用虚构的网络化名，希望大家对此不必较真，如有雷同，必属巧合，在此一并致歉和致谢！

由于本人的学识水平限制，本书一定有一些错漏，包括一些养生歌诀不够押韵等问题，希望各位师友和读者朋友念在我热爱中医养生的一片痴心上，不吝斧正和赐教，我将万分感激。

独坐斗室，读一本养生小作，喝一杯菊花养生清茶，听一曲《高山流水》，那也是一种境界！

杜建军

2011 年 12 月于古城西安

目　录

第三讲 经络通，则百病除

第一讲

走进中医，解读人体

养生，在古代也称为摄生、保生等。说小一点，养生可以预防疾病，延缓衰老；说大一点，养生可以养颜，增寿，提高人们生存质量，促进人们与大自然与社会和谐相处。

中医是中华民族的瑰宝，养生是中医的瑰宝。养生是由深厚的中医养生理论和文化来指导的，是由丰富的中医养生方法（如中药、针灸、饮食、情志调养、按摩、刮痧、耳疗、足道、导引术等）来实现的。

万丈高楼平地起，养生须从学习和掌握中医养生基本知识开始，从以中医养生角度重新认识自己，解读人体各种生理现象开始。这样，养生才能名至实处，才能少走误区，真正造福于我们。

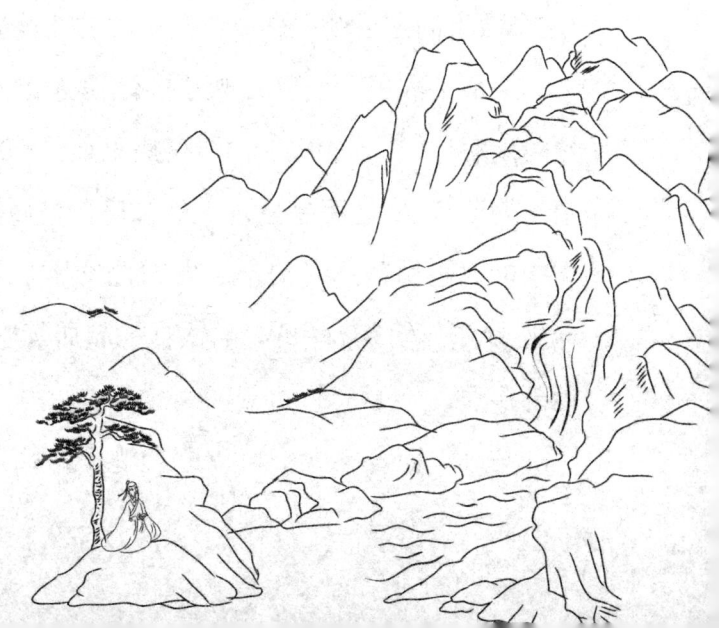

"治未病"是中医养生的核心

"治未病"，即预防疾病，能防患于未然，治病于无形，是中医养生的核心，也是中医养生的特色。

据说春秋时期名医扁鹊还有两位兄长，他们的医术都远超过扁鹊，可是却名不见经传。这是为什么呢？原来扁鹊的大哥医术最高明，善"治未病"，往往在疾病还没有发生的时候，就教给人们一些预防的方法，养生的方法，人们就没有生病。人们既没有遭受疾病之苦，又没有遭受破财之痛，认为这是一件很简单的事情，也就逐渐把扁鹊的大哥遗忘了。扁鹊的二哥医术也很高明，常常在疾病刚发生，就即时用一些汤药针灸之术进行治疗，结果很快治愈了。人们以为扁鹊的二哥只是善于治疗一些小病而已，没有什么大能耐，也就慢慢忘记他了。唯有扁鹊，医术在三兄弟中是最差的，但是由于他经常治疗一些入脏腑，决生死的"大病"，大家以为他有起死回生之术，反而名垂青史。（这个故事的结果令人感慨，真是"古来圣贤皆寂寞"啊!）

这个小故事，实际反映了中医医人的三个境界："治未病"（即预防疾病）、"治小病"（即疾病早期治疗）和"治已病"（即疾病的中晚期治疗）。显而易见，"治未病"当属其中最高境界，用现代经济学中的时髦用语，"治未病"的性价比是最高的。人们只需学习一些养生常识，养成一些良好的饮食、起居等生活习惯，就可以维持健康，远离疾病。

与个人而言，人们可以既少遭受疾病之苦，可以节省大量金钱和精力，又可以少一些生死离别的悲情。与国家社会而言，社会可以少一些因疾病而陷入贫困的家庭，国家可以节省大量医疗卫生方面的资金，投到教育和改善民生等其他方面更有意义的项目上。

因此，学习和推广中医养生是利国利民的好事情。

养生实录一

增强小儿体质的方法

菊与竹：我今年28岁，我从小体质很差，成天生病，可以说我的整个童年就是在看病吃药中度过的。我的孩子现在3个月了，虽然我和我爱人现在的身体素质还都不错，可是我还是很担心孩子会像童年的我一样体弱多病，我该怎么办呢？

老杜有话说：一个人的体质好与坏，与先天父母的体质有密切的关系，但是后天的保养更重要。你现在注意自己的营养，以给孩子高质量的母乳（坚持母乳喂养好），在孩子五六个月添加辅食时，注意添加辅食的质量。你有时间的话，可以每天早或晚，给孩子做一点小儿推拿。

具体操作可以按照以下方法进行：

第一，现在每天早或晚，用指腹围绕孩子神阙穴（脐正中）作逆时针摩腹，动作可轻柔，每次做3~5分钟。

第二，然后用大拇指揉按孩子的丹田和足三里2个穴位，每个穴位1~3分钟即可。

第三，在孩子6个月大后，每天早或晚，可再加上背部推脊法，即用食指和中指指腹自上而下在脊柱两侧（大约就膀胱经的位置）向下推，每次 30~50 次，力度以能忍受为度。

(现在菊与竹的孩子已经 6 岁了，身体很健康，很少生病。)

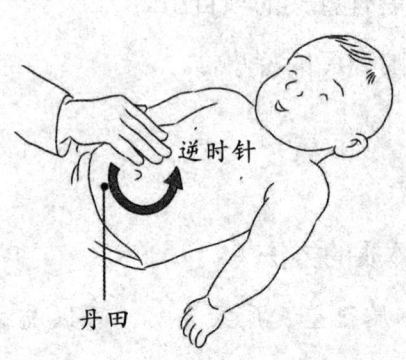

逆时针摩腹图

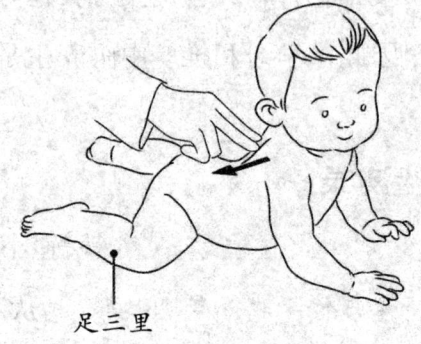

自上而下推脊法图

✎ 温馨提示

　　丹田穴　在小儿脐下 2~3 寸处。可以扶正，提高抵抗力。

　　足三里穴　与成人足三里穴位置一致，即在犊鼻穴下 3 寸，胫骨嵴外一横指处。可以扶正，健脾胃，提高抵抗力。

整体观念是中医养生的首要观念

中医养生是一门研究人的学问，是研究如何减少疾病、维持健康、延缓衰老的学问。而整体观念是贯彻这个过程始终的观念。

整体观念，早在中医圣典《黄帝内经》中就明确提出来。其简单地说，就是指一个事物的完整性，不可分割性，以及其内部各组成部分之间千丝万缕的联系，都可以称为整体观。

中医养生中的整体观念，主要包括三个方面的涵义：即人与自然是一个统一的整体，人与社会是一个统一的整体，人本身是一个有机整体。

首先说，人与自然是一个统一的整体，意思是说自然界是一个大的整体，人这个小整体是自然界的组成部分，比如自然界的寒热变换，人体内也会有阴阳变换与之相应。也就是说自然界的四季更替、昼夜变换，会对人体生理机能产生各种影响。如果我们能够按照自然规律的变化，合理安排我们自己的饮食、起居、工作和学习等，我们就可以最大程度地减少疾病，维持健康。

养生实录二

熬夜与脱发

蓝天白云：我今年 31 岁了，最近两个月掉头发，掉得很厉害，有些地方都可以看见头皮了；坐得稍微久一些，就觉得腰酸背痛；月经基本正常，就是觉得量好像比以前少一些；饮食也和平常没啥变化；大小便也正常；最近耳朵有时也"嗡嗡"的响。我平时还是比较重视保养的。我到医院详细检查了半天，也没有查出什么具体原因，大夫说我可能是与微量元素缺乏有关，给我开了些补充维生素和微量元素的药物。可是我吃了都快1个月了，还是不停地脱发，我该怎么办？

老杜有话说：你最近在工作和生活中，有没有发生比较重大的事情？

蓝天白云：没有，我的工作也较轻松，每天只上几个小时的班，按时吃饭，生活还是很有规律。

老杜有话说：那你平时一般几点钟睡觉？

蓝天白云：噢，我平时睡得要晚一些，一般晚上两三点睡觉，不过我每天起床也晚，一般在十点多才起床，每天也都能保持七八个小时的睡眠。

老杜有话说：那我知道了，你的主要问题可能就出在你这睡觉习惯这里了。

人一辈子，有1/3左右的时间都在睡觉，比如一个人的寿命有90岁，那么他睡觉的时间就占了30年左右，可见睡觉是人生中非常重要的事情。

而且，睡觉也要讲科学，该睡的时候就要去睡，不该睡的时候就不要睡。例如有些人熬夜了，第二天他就多睡会儿，想把睡眠补回来，但是睡后仍然感觉头闷、乏力、浑身不舒服。看来，"补觉"也是不行的，最好不要熬夜。

这是为什么呢？在这方面，祖国医学有许多宝贵的经验。简单地讲，我们的起居应该按照自然规律去起居，即日出而作，日落而息。

太阳出来了，阳气充沛，自然界万物都在活动，都在培养阳气，那么人也应该起床去活动，去养阳气。晚上，太阳下山了，阴气渐盛，而阳气渐衰，万物都该静，该收敛，该休息了，该养阴了，那么人也不例外，也该睡觉了，该养阴了，通过晚上睡觉充分养养阴，养养肾。

这样的话，我们按照自然规律去合理安排起居、生活和工作，我们的身体才能阴阳平衡，才能维持健康。这就是《黄帝内经》所说的"起居有常"的养生法则。

按照上述的道理，我来分析一下你的情况。你的生活习惯是典型地违背了"起居有常"的养生法则，该睡觉的时候，你在熬夜，该起床活动的时候，你却在"补觉"。长期这样，你身体的阴阳平衡就被破坏了，尤其是严重伤阴了（肾阴为诸阴之阴），伤肾了，肾阴精不足，即所谓肾虚了；而中医上认为肾主藏精，其华在发，开窍于耳。当你肾虚，肾的阴精不足，就不能濡养你的发，你就出现脱发，不能濡养你的耳，你就会出现耳鸣、听力下降；不能濡养你的骨，累及到你的腰（由于肾主骨生髓，而腰为肾之府），就出现腰酸背痛等现象。

所以，要解决你的问题，你可以按照下面我给你制定的养生方案去做。

第一，首先要下决心改变不好的起居习惯，逐渐养成"起居有常"，具体来讲，就是晚上十一点前要睡觉，早上七八点，至少在八点前一定要起床。这一条对你来讲是最重要的一条，也是最难的一条，但必须要坚持!

第二,口服七宝美髯丹 1 个月 (按说明书服用)。

第三,每天睡前用热水泡足 (水温在 40℃左右) 20 分钟,上床后揉按涌泉、太溪、三阴交和神门四个穴位,每穴 1~3 分钟。

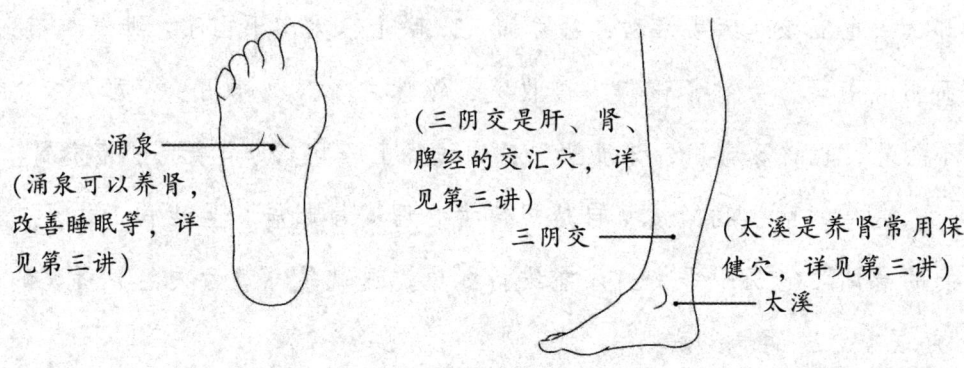

涌泉
(涌泉可以养肾,改善睡眠等,详见第三讲)

(三阴交是肝、肾、脾经的交汇穴,详见第三讲)

三阴交

(太溪是养肾常用保健穴,详见第三讲)

太溪

涌泉、三阴交穴位图

第四,每天做 1 遍 "151" 经络养肾功 (参阅第三讲的养生链接五)。

第五,多食黑芝麻、核桃、黑木耳、大枣等食物。

(3 个月后)

蓝天白云:太感谢了!中医真是太神奇了!我现在头发也不脱了,在脱发的地方还长出新的绒毛毛,耳朵也不 "嗞嗞" 的响了,坐上两三个小时腰也不痛了。噢!就是有时晚上十一点睡下,十二点多才能睡着。

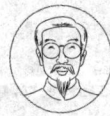 **老杜有话说**:好的,坚持!你会更好。

温馨提示

七宝美髯丹　主要由何首乌、茯苓等中药组方。可以补益肝肾，乌发壮骨。

（老杜点评：本方为平补肝肾剂。凡男女脱发、白发、腰酸背痛、肾虚等可以应用。）

大枣　又称木蜜，早在《本经》中就有记载。其性平味甘，可以补中益气，养血安神。

（老杜点评：大枣为常用补气养血佳品，可蒸、煮、煲汤、泡水均可。但是鲜枣不宜多食，以防腹胀、消化不良。）

黑芝麻　又称胡麻仁。其性平味甘，能补肝益肾、养血益精，润泽头发，润肠通便。

（老杜点评：黑芝麻为补肝肾佳品，老少皆宜。可以分别把黑芝麻与小米或黑米炒熟，打成粉，混在一起，早晚开水冲成糊状食用，其效佳。）

核桃　也称胡核仁。其性温、味甘涩，能补肾益精，健脑乌发，温肺定喘，润肠通便。

（老杜点评：大便溏稀者少食。可把核桃带壳加盐炒熟食用更佳，每天3~5颗即可。）

黑木耳　其性平，味甘，能补气养血，润肺止咳、润肠通便。

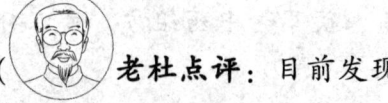 **老杜点评**：目前发现黑木耳有一定的预防心脑血管疾病和抗癌的作用，值得推广。可以把黑木耳用开水泡开与洋葱凉伴食用佳。)

整体观念的第二方面的涵义，就是指人与社会也是一个统一的整体。社会是由人来组成的，人和人之间各种关系的总和构成了社会。当社会进步、社会安定、社会财富极大地丰富，人们所患的疾病也就会少；相反，当社会落后、社会混乱、社会财富匮乏，人们所患的疾病也会更多，正所谓"国泰则民安"。

我在这里重点强调一下，人与人之间的各种关系要尽量处理好，家人之间、邻里之间、同事之间、公众之间等如果都能相互理解，和谐相处；这样，我们不管在家里、单位，还是在公共场合，我们都能有一个良好的心情，从而减少由于情绪因素而致病。因为祖国医学认为我们的各种不良情绪（喜、怒、忧、思、悲、恐、惊等七情）也是一种重要的致病原因。

对于精神因素致病，现代医学亦有相似的认识。例如，高血压病，现在我国高血压患者约有 2 亿人或者更多，而且这个数目，可能会继续增加，现代医学认为高血压病与长期不良情绪的刺激，精神压力过大有密切的关系。从这个例子可以看出，保持人与人之间良好关系，保持良好情绪，可以减少疾病，因此情志调养也是中医养生的重要方法之一。

整体观念的第三方面的涵义,就是指人本身也是一个完整的有机体,是以心为主宰,五脏为核心,以经络为运输联络要道,把人体的内脏、骨骼、肌肉、皮肤、毛发连结成一个完整体。

一般情况下,我们是反对"头痛医头,脚痛医脚"这样简单的对症处理,而提倡先从脏腑、气血、经络角度,对人体的健康状况和病情本质作出一个整体判断,即中医诊断,然后再依据这个诊断结果,再制定出一套完整的调理或养生方案。这样就可以最大程度的减少"副作用"或者消除"副作用",提高疗效,达到人们所期望的效果。

例如,关于减肥这个热门话题,肥胖者最担心两个问题:一是副作用问题,二是反弹的问题。其实,只要医者 (或者操作者) 在接待肥胖者时,本着整体观念,对其健康状况和肥胖的本质作出一个整体判断,然后再根据这个判断制定包括饮食、起居、运动等在内的一整套减肥方案;那么,在减肥中的这两个棘手问题,就可以得到最大程度的避免。

辨证论治是中医养生的立法之本

辨证论治，是中医养生的立法之本，是在诊断和制订治疗方案（或养生方案）时必须遵守的原则。它最早是由汉代名医张仲景在其医学巨著《伤寒杂病论》中明确提出的。

辨证论治，辨，就是分辨、辨析的意思；证，就是某个病发展到某个病理阶段；论治（施治），就是制订治疗（或养生）方案。辨证论治，综合起来说，就是指我们诊疗一个患者（或顾客）时，首先要通过详细的望、闻、问、切等方法收集患者（或顾客）有关的健康状况的资料，然后根据这些资料进行分析，得出一个对于患者（或顾客）总的判断，再根据这个判断制定出完全适合这个患者（或顾客）的治疗（或调理）方案，就叫辨证论治。

再说得通俗些，就是说我们在制订养生方案时，要应尽量个性化，要因人而异，切不可死搬硬套，人云亦云。

在日常生活中，对自己进行的养生保健行为，其实也应该遵守辨证论治的法则。也就是说对自己的身体健康状况有一个比较全面的认识后，再选择适合自己的养生保健方法，包括在选择食用一些保健品时也应如此。否则，这种养生保健行为，可能起不到良好的效果，甚至会带来一些不良的后果。

养生实录三

养生也应个性化

山外青山：我今年39岁，我的一个同事，吃了一段时间的蜂王浆，感觉人气色很好，简直是白里透红，而且整个人看着精力旺盛。于是，我也买了两瓶蜂王浆来吃，谁知吃了一周后，早晨起来有时流鼻血，刚开始我没在意，后来流鼻血的次数越来越多，我就把蜂王浆停了，结果就不流了。过了两天后，我又开始吃蜂王浆，结果又开始流了，吓得我再也不敢吃了。而且我这些天便秘更重了，脸颊有些红，舌体上有好几条深的裂痕，晚上经常盗汗，有时候鼻子出气像喷火一样，尤其是在下午。请问我这是怎么回事？该怎么办？

老杜有话说：你可以试着按以下方案调理一段时间。其一，停用蜂王浆。其二，买金银花、菊花、生决明子各50克，每次各取少许（3~5克），再加一勺蜂蜜，每天晨起开始就泡水喝，喝得没味了就倒掉，重新再取再泡再喝。其三，每天取一个梨、取银耳3~4朵(20克左右)、麦冬少许（10克左右），熬汤来喝。其四，每天睡前揉按支沟、太溪、三阴交、天枢、合谷等5个穴位，每个穴位1~3分钟。

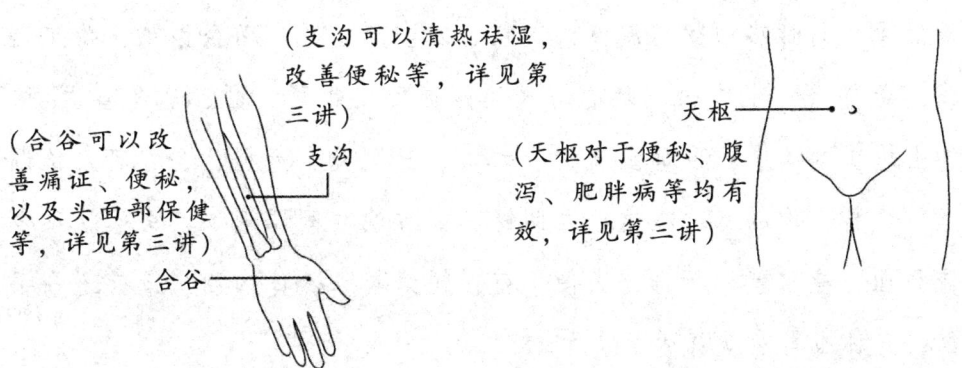

（支沟可以清热祛湿，改善便秘等，详见第三讲）
支沟

（合谷可以改善痛证、便秘，以及头面部保健等，详见第三讲）
合谷

天枢

（天枢对于便秘、腹泻、肥胖病等均有效，详见第三讲）

支沟、合谷、天枢穴位图

山外青山：这几天，再也没有流过鼻血，呼吸的时候，鼻子也没有喷火的感觉，大便也好多了，感觉浑身上下舒服多了。可是为什么贵的蜂王浆对于同事用非常好，我怎么越用越难受，还不如后边买的几十块钱的东西管用？

老杜有话说：我们每天都在穿衣服，但是怎样才能穿得漂亮、得体？显然是根据自己的身高、胖瘦、年龄、气质等量体裁衣去选择，穿出来的衣服才漂亮。一味地跟潮流去买、去穿，有时花了很多钱，穿出来后别人还觉得很奇怪，甚至很难看，更谈不上什么美。

那么，我们养生保健也一样。重视保养身体，本来是件好事情，但是如果养生不得法，简单模仿，尤其在食用一些保健品、药品的时候，有时会适得其反。中药到目前为止，发现有1万多种，在我看来，中药本身是没有高低贵贱之分，更不是越贵越好，关键在于用得是否恰当，是否适合你的身体。

根据你提供的信息，可以初步判断你身体本来就阴虚内热，而蜂王浆可以健脾补肾，但是它偏温性。当你食用蜂王浆，就好比火上浇油，当然是越烧越旺了，而血热则妄行，你出现流鼻血就是很自然的事情了，同时热灼肠内津液，便秘也就会加重了。而金银花、菊花性凉，善降火，生决明子既能泻火又能通便；银耳、梨、麦冬善滋阴，加上蜂蜜的润燥；再加上支沟、太溪、三阴交、天枢、合谷等穴位调理。这样，你的身体在这些滋阴降火的方法共同调理下，自然就不会流鼻血，有水就能行舟，大便也就慢慢好转了，体内阴阳也就逐渐平衡，身体也自然就舒适了。

一句话，自我养生也应该个性化（即辨证论治），才能真正受益于养生。

阴阳平衡，人体就健康

关于"阴阳"，以前还闹过个笑话。有一次，我在上养生课，刚讲到"阴阳"，有个学生马上站起来，就说："老师，'阴阳'我知道，就是阴阳先生，是看风水的，算命的，是迷信，我不学。"

其实"阴阳"是中医养生中最古老，也是重要的一组概念，可以说，中医养生张口闭嘴不离阴阳。阴阳最早属于中国古代哲学范畴，是在《易经》中最早提出来的。

养生链接一

奇书《易经》

《易经》是我国古代的一部奇书，关于它至今还有很多争议，还有许多谜团未解。《易经》大约成书于夏商周时代，或者更早。关于《易》的来源，一般以为伏羲画卦，周文王演《易》，孔子整理。据说夏代有《夏易》，也叫"连山易"，是以"☶"（艮）为首卦；商代有《商易》，也叫"归藏易"，是以"☷"（坤）为首卦；周代有《周易》，是以"☰"（乾）为首卦。但只有《周易》流传至今，所以一般说《易经》，也就可以认为是指《周易》。

《周易》究竟是一部什么性质的书？表面上来看，它是一本占筮的书，即算命的书，讲了八八六十四卦，它用"－－"（阴爻），"—"（阳爻）两个基本附号来记载。但实际上，它是古人"仰观天文，俯察地理，近取诸身，远取诸物"，内容极为丰富，涉及天文、地理、社会、经济、医学、人文、历史等方面，而不是古人凭空臆想出来的。《易》是影响中国人几千年方方面面的一本奇书，直到今天方兴未艾，仍然有许多人在研习它。

阴阳最初并不复杂，是根据太阳的向背来演义的。

阳：向着太阳，即为阳。很容易推出其具有温热的、明亮的、向上的、运动的、机能亢进的等特性。

阴：背着太阳，即为阴。很容易推出其具有寒冷的、黑暗的、向下的、静止的、机能减退的等特性。

阴阳在应用的时候，任何事物或现象只要具有温热的、明亮的、向上的、运动的、机能亢进的等特性，即属于阳，具有阳的特性；反之，任何事物或现象只要具有寒冷的、黑暗的、向下的、静止的、机能减退的等特性，即属于阴，具有阴的特性。

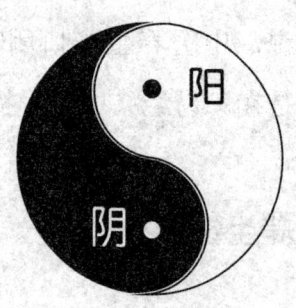

阴阳图

这样看来，阴阳就不是指具体的东西，而只是描述事物属性的。例如，天（在上）属阳，地（在下）属阴；男（主动、主外）属阳，女（主静、主内）属阴；气属阳，血属阴。

在阴阳学说中，有一个重要的观念，即阴阳相互作用，产生了万物；宇宙是一个大阴阳，人体是一个小阴阳；这个大阴阳能保持一种动态的平衡，自然界就会日出日落，四季更替，风调雨顺，一旦一些人为因素或其他原因破坏了这个平衡，自然界就会出现灾害，反常的气候（例如，近些年极端气候现象频现，与一些人为因素导致全球平均气温上升，生态平衡遭到破坏有密切的关系）；人体亦一样，正常情况下，人体保持一种动态的阴阳平衡，人体就处在健康状态。当人体内外的一些因素（即内因和外因等），破坏了这种平衡，即阴阳失调，人体就会出现亚健康状况，甚至各种疾病。

正如《内经》中所讲："阴平阳秘，精神乃治；阴阳离绝，精神乃绝。"如下图所示：

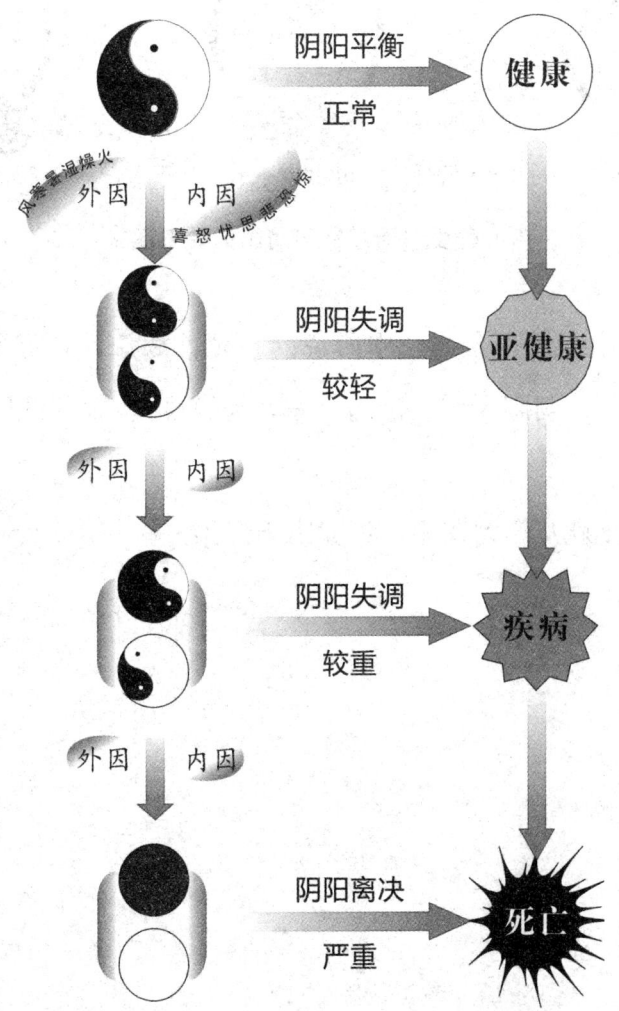

健康、亚健康、疾病、死亡与阴阳的关系图

如果运用一些内调外治等多种方法，帮助人体再恢复阴阳平衡，人体就又恢复了健康，这个过程就是养生（或治疗）的过程。也就是说，养生（或治疗）就帮助阴阳失调的人体再恢复平衡，就是调和阴阳。如下图所示：

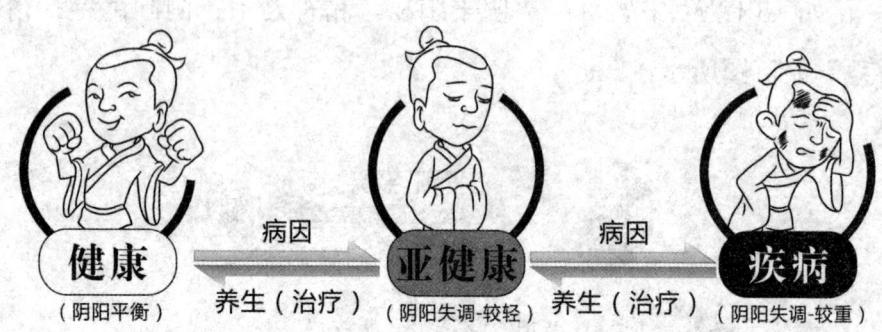

养生（治疗）与阴阳的关系图

正如明代《景岳全书》中所说："凡诊病施治，必须先审阴阳，乃医道之大纲。阴阳无谬，治焉有差？医道虽繁，而可以一言蔽之者，曰阴阳而已。"

故，养生就从学习阴阳，调养阴阳开始。

气、血、津液——人体的三大营养物质

人只要活着，不管你是在行走、运动、工作、学习，还是在休息、睡觉，都需要一刻不停地消耗能量。而这些能量正是由人体的三大营养物质气、血、津液来提供的。

也就是说，气、血、津液是构成人体最基本的营养物质，也是维持生命活动的最基本物质。人体的内脏、骨骼、肌肉、皮肤和毛发等无一不需要气、血、津液来营养。当气、血、津液失调时，它们的形态和生理功能都会出现问题，少儿的生长发育也会受到影响，甚至会危及生命。例如，当一个人大量失血，又不能及时补充，就有可能导致死亡。

那么气、血、津液这么重要，它们又是从哪里来的呢？简单地说，一小部分由先天父母给予的（精气），大部分是由每天摄入的饮食（水谷精微）和吸入的新鲜空气（清气），经过内脏（尤其是脾胃）转化而来。

所以，人只要活着，就得一刻不停地呼吸，就得每天都吃饭，为人体制造三大营养物质源源不断地输送原料。正如俗语所说：人是铁，饭是钢，一顿不吃，饿得荒。如下图示：

具体来讲，气、血、津液还各不相同，各有特色。气是三大营养物质中最活跃的营养物质，是首领。气可以推动血和津液在体内运行，来营养全身。气还可以促进血和津液在体内新陈代谢。例如，当气滞

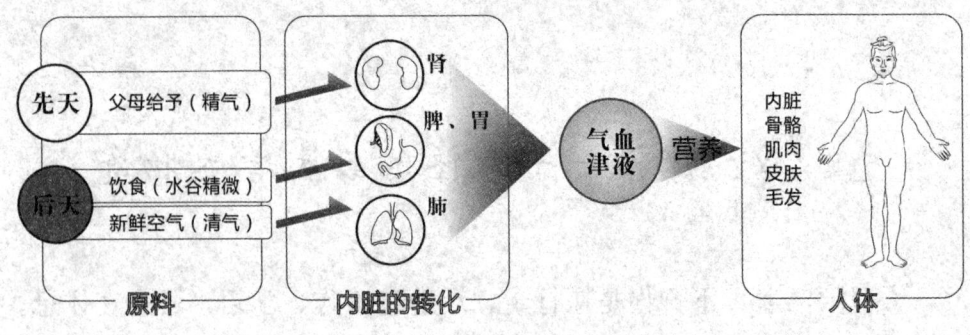

气、血、津液的生成图

时，血的运行也会不畅，即血瘀。对于女性来讲，如果血瘀于胞宫（子宫）就会导致痛经或月经不调等；如果血瘀于颜面，就会形成面部片状呈黄褐色的斑块，影响容貌。当气虚时，也可以造成津液在体内代谢失调，湿浊内停，一些人可以形成肥胖，而这一类肥胖还属于虚胖，不好减肥。如下图所示：

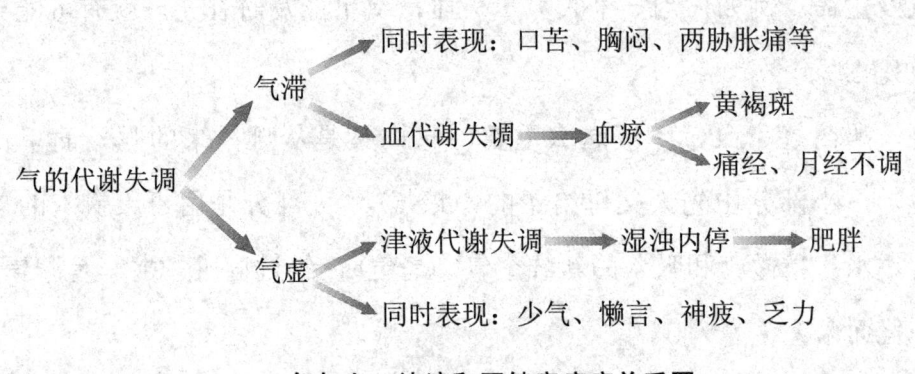

气与血、津液和亚健康疾病关系图

由此可见，日常保养中，"养"气是很重要的。当经常有口苦、胸闷、两胁胀痛等现象时，要考虑体内是否"气滞"了，可以取玫瑰、陈皮、青皮（可以理气的药食同源中药）各少许泡水如茶饮，可以多食木瓜、白萝卜、芹菜、佛手瓜、菠菜等可以理气、顺气的食物，同时可以揉按合谷、足三里、阳陵泉、太冲等穴位。而不要等到出现黄褐斑、月经不调等疾病，或者更严重的疾病，那就很麻烦。这正是我们养生要做的：预防或早期调理，往往可以事半而功倍。如下图所示：

气滞（可以）

（泡水）喝：玫瑰、陈皮、青皮等。

吃：木瓜、佛手瓜、白萝卜、芹菜、菠菜等。

揉按：合谷、足三里、阳陵泉、太冲等穴位。

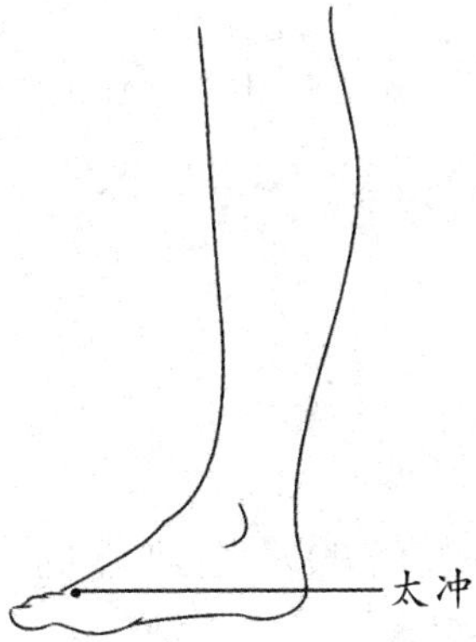

太冲

（太冲为理气要穴，月经不调、失眠、头痛等可常揉此穴，详见第三讲）

阳陵泉、太冲穴位图

当人体"气虚"时，常常首先会出现少气懒言、神疲、乏力，稍微活动就易出现气喘、出虚汗等现象。这时候，你要重视了，可以多食羊肉、狗肉、甲鱼、乌鸡、鲫鱼、大枣、桂圆（龙眼肉）、荔枝、山药、蜂王浆、西洋参、人参、黄芪等补气的食物或是（药食同源的）中药。食用这一类食物或中药时要注意，这一类食物或中药大多偏温性，食多易"上火"。在食用过程中如出现咽痛、牙痛、口舌生疮、牙龈出血、流鼻血等"上火"现象时，应该减量食用或者停用即可。同时可以每天艾灸足三里、关元两个穴位。如下图所示：

气虚（可以）
- （泡水）喝：人参饮片、西洋参饮片、黄芪饮片、大枣等。（温馨提示：选其中一种即可）
- 吃：羊肉、狗肉、甲鱼、乌鸡、鲫鱼、桂圆（龙眼肉）、荔枝、山药等。
- 艾灸：足三里、关元穴（可以参阅第三讲的相关文章）。

注意：要防

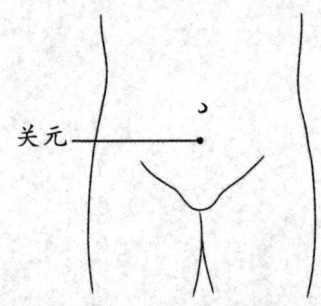

关元 ——

（关元位于脐正中直下3寸。为常用强壮穴，自古就有"灸必关元"的说法）

关元穴位图

血作为人体必需的营养物质，大家是最容易理解的。当血虚时，常会出现头晕、健忘、乏力、面黄、手指甲苍白等现象。尤其有个简单实用的方法，一定要学会，就是把下眼睑（即下眼皮）翻起来看是苍白的，一般大多为血虚（类似于西医讲的贫血）。可以多食大枣、花生、黑米、乌鸡、阿胶、桂圆、当归、何首乌等可以补气养血的食物或（药食同源的）中药。在服用阿胶保健品时，要注意：平时脾胃就比较弱的同时一定要健脾胃（如同服山楂丸或健脾丸等），因为阿胶太滋腻，不好吸收，容易加重脾胃负担，导致效果不好。同时可以常灸（或常揉按）足三里、关元、三阴交等穴位。如下图所示：

血虚（可以）
- （泡水）喝：大枣、黄芪等，或复方阿胶浆直接喝。
- 吃：花生、黑米、乌鸡、桂圆等。
- 艾灸（或按揉）：足三里、关元、三阴交等穴位（可以参阅第三讲的相关文章）。

津液,大家一般不太熟悉。其实津液也很好理解,它是人体内一切正常水液的总称,包括唾液、胃液、肠液、精液、关节腔里的润滑液等。它们都是人体内正常的营养物质,起到滋润、濡养等作用。

有些人经常喜欢吐唾液,这样不好,因为它是有用的津液,而且中医上本来就有"咽唾可以养肾"的说法。

当人体津液不足时,会出现口干舌燥、唇干裂、眼睛干涩、皮肤干燥、皱纹增多、小便少而黄、大便干燥,甚至便秘等现象。我们可以多食梨、藕、银耳、桑葚、黑芝麻、枸杞子、麦冬、黄精、玉竹、百合等食物或 (药食同源的) 中药。同时可以常揉按手三里、足三里、三阴交、涌泉等穴位。如下图所示:

津液不足
(可以)
    (泡水)喝:麦冬、百合、枸杞子等。

    吃:梨、藕、银耳、黑芝麻、桑葚等。

    按揉:手三里、足三里、三阴交、涌泉等穴位(可以参阅第三讲的相关文章)。

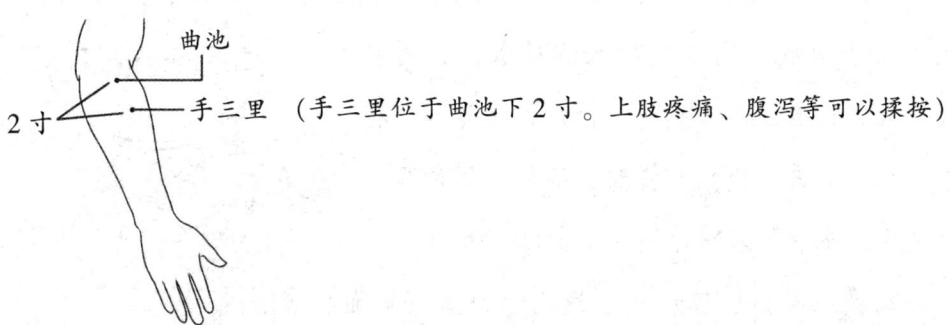

曲池、手三里穴位图

这样看来,女性要想皮肤水润、光滑、有弹性,减少皱纹,甚至实现"肤若凝脂,指若削葱"的梦想,一定记得要好好养养津液了。

养生链接二

乌鸡黄芪补气汤

食材：（宰杀好的）乌鸡1只、黄芪15克、党参10克、当归10克、生姜少许、生葱少许、大蒜少许、料酒少许、白糖少许、盐少许。

做法：把乌鸡洗好，剁成小块，放入锅中，加入适量的水，然后分别放入黄芪、党参、当归，再分别加生姜少许，生葱少许，大蒜切成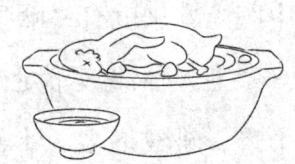片少许，料酒少许，白糖少许，盐少许后，先武火（大火）烧开，再换文火（小火）慢炖，到肉烂汤香即可。

功效：能补气养血。适用于气血亏虚，身体虚弱者，如产后、大病初愈等。

黑米大枣养血粥

食材：黑米100克、大枣6枚、花生20克、大米20克、枸杞子10克、冰糖少许。

做法：分别把黑米、大枣、花生、大米淘洗干净备用，先把黑米、花生、大米放入锅中，加入适量水，先用武火（大火）煮；等沸腾了，再加入大枣和枸杞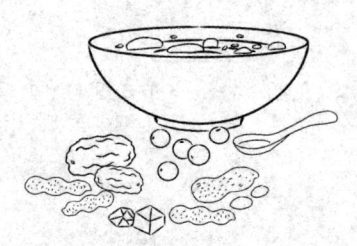子，改为文火（小火）慢熬，等到米烂汤稠即可关火，然后加入冰糖适量搅匀即可食用。

功效：补血，养肝肾。适用于血虚（贫血）者。

百合银耳生津美肤汤

食材：百合20克、银耳20克、麦冬10克、藕100克、大枣5枚、冰糖少许。

做法：先把百合、银耳、麦冬、藕、大枣分别洗干净备用，再把银耳撕成小片,把藕切成小薄片。把它们分别放入锅中,加入适量的水,先用武火(大火)烧开,再改为文火(小火)再煲20分钟即可关火,加入冰糖少许,搅匀,即可食用。

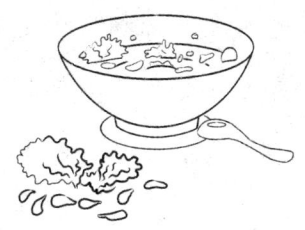

功效:生津止渴,养心润肺。常食可有润肺养肤靓颜之效,慢性咽炎、经常感冒者,以及教师等均可常食用。

养生实录四

养生与小儿身高

紫花小鱼: 我的孩子今年5岁了,是男孩。他在幼儿园班上是最矮的孩子,长得瘦瘦小小的,感觉他长得很慢。带他到儿童医院检查,大夫说缺钙和锌,我买了好多补钙补锌的药,服用了一段时间,感觉效果不太大。心中焦急,不知该怎么办?

老杜有话说: 你和你爱人身高有多高?平时孩子吃饭怎么样?睡觉怎么样?喜欢运动吗?

柴花小鱼: 我们的个子应该算偏高吧,我身高1.67米,我爱人1.79米。孩子很挑食,不吃葱,不喜欢吃蔬菜和肉,特别喜欢喝饮料,有时一天喝好几瓶。睡觉还好,倒在床上就睡。孩子不太喜欢到户外活动,喜欢在家自己玩变形金刚。

老杜有话说: 孩子的生长发育与很多因素有关,比如遗传,是否有充足的睡眠和营养,以及运动情况等。在中医上,认为与先天之本肾和后天之本脾胃关系最密切。你的孩子应该与后天之本脾胃关系更为密切，也就是说主要在喂养、饮食上出现了问题。

孩子在儿童时期，是生长发育最旺盛的时候，当然需要大量的营养，这个营养主要就是需要每天的饮食来提供，主要由脾胃将其转化成气、血、津液，来维持他生长发育的需要。孩子现在挑食，爱喝饮料，长期这样，他体内的气、血，也就是说他生长发育所需营养物质肯定是不够的，光靠保健品、药品是不够的。好好吃饭，加强营养才是根本。

所以，关于你的孩子问题，我有以下几点建议：

其一，把主要精力放在改善孩子的饮食，加强孩子的营养上。要千方百计想办法让孩子正常饮食，不要挑食，荤素搭配，瓜果蔬菜营养全面，让孩子能有充分的气、血来维持他生长发育的需要。我在前面介绍的"黑米大枣养血粥"也可以每天给他吃。

其二，每天尽量多带他到户外活动，既可以促进发育，增强体质，又可以增进食欲。

其三，按摩导引。每天晚上睡前可以用手小鱼际推孩子的足阳明胃经（向下）的腹部和下肢段，足少阴肾经（向上）的腹部和下肢段，各30遍，力度以孩子能忍受为度。然后分别揉按三阴交、足三里、脾俞、胃俞、肾俞等5个穴位，每个穴位1~3分钟即可。

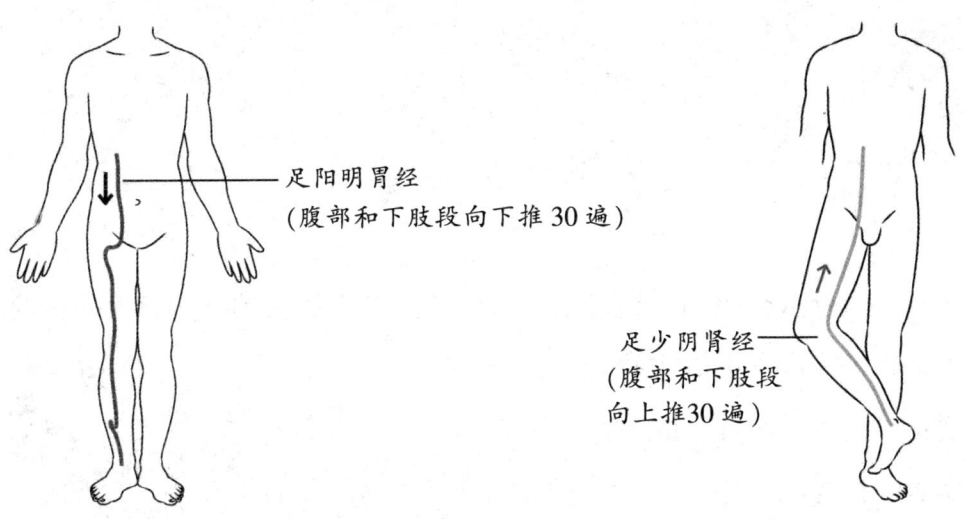

足阳明胃经
(腹部和下肢段向下推30遍)

足少阴肾经
(腹部和下肢段
向上推30遍)

足阳明胃经、足少阴肾经图

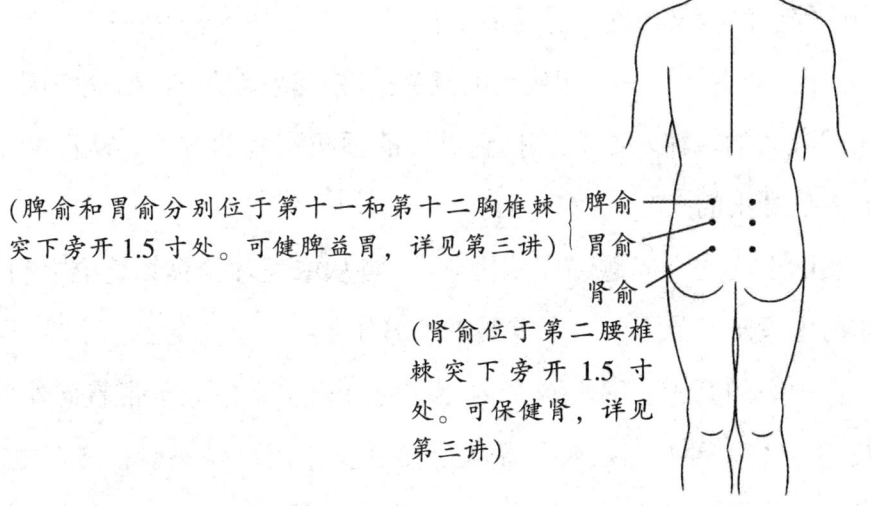

(脾俞和胃俞分别位于第十一和第十二胸椎棘突下旁开1.5寸处。可健脾益胃,详见第三讲)

脾俞

胃俞

肾俞

(肾俞位于第二腰椎棘突下旁开1.5寸处。可保健肾,详见第三讲)

脾俞、胃俞、肾俞穴位图

人为什么会生病

人为什么会生病？这可是一个困惑好多人心头的问题。疾病会给人体带来痛苦，正如《医学源流论》中说："凡人之所苦，谓之病；所以致此病者，谓之因"。

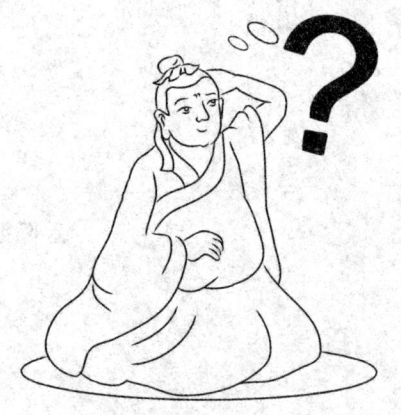

如果我们不生病，或是少生病，那么我们将会减少很多痛苦，我们将会生活得更快乐些，更幸福些。这是我们研习中医养生的意义所在，也是我们探讨"人为什么会生病"——即病因的意义所在。也就是说，研究病因，找到病因致病的规律，是为了找到更好的预防疾病的方法，从而减少疾病给人们带来的痛苦。

实际上，这个问题（即病因学），自从中医理论体系建立之日起，就作为中医研究范围的一个重要组成部分。

在中医的开山巨著《黄帝内经》的首篇文章中，黄帝就问他的大臣岐伯："余闻上古之人，春秋皆度百岁，而动作不衰；今时之人，年半百而动作皆衰者，时世异耶？人将失之耶？"（我听说上古时候的人们，都能活到百岁以上，而且行动不显衰老；如今的人，年龄刚到半百，行动就都已现出衰老的迹象，这是由于时代不同了呢？还是由于人们违背了养生之道呢？）

岐伯说："……今时之人不然也，以酒为浆，以妄为常，醉以入房，以欲竭其精，以耗散其真，不知持满，不时御神，务快其心，逆于生乐，起居无节，故半百而衰也。"（如今的人都不是这样，是把酒当做吃饭时的汤水来喝，把放纵的行为当做正常的活法，酒醉之后去妄行房事；在放纵欲望中使他们的精气枯竭，在恣意好色中使他们的真元丧尽；不懂得保持体内精气的充盈，不能够有节制地运用精神，只知道一味地要使自己心情愉快，违背了使生命获得真正快乐的大道，作息也没有规律，所以活到半百就都出现衰老的迹象了）

这段精彩的对话，就明确提出了中医对早衰原因的看法。

并且在《内经》中初步把所有病因总结为"阴邪"和"阳邪"两大类。后人在此基础上，对病因进行了不限的探讨，宋代名医陈无择在前人基础上，明确提了"三因学说"之后，标志着中医病因学完整确立。

结合现代致病特点，也为了大家好学好用，我在此基础上，略加改动，把"不内外因"和其他病因全部归纳为其他病因。如下图所示：

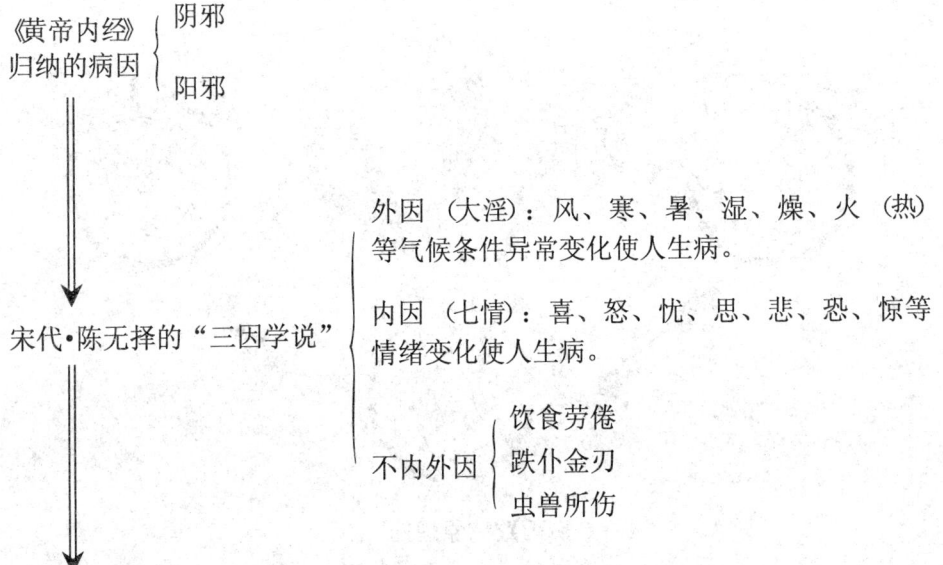

《黄帝内经》归纳的病因 { 阴邪 / 阳邪

宋代·陈无择的"三因学说"

外因（大淫）：风、寒、暑、湿、燥、火（热）等气候条件异常变化使人生病。

内因（七情）：喜、怒、忧、思、悲、恐、惊等情绪变化使人生病。

不内外因 { 饮食劳倦 / 跌仆金刃 / 虫兽所伤

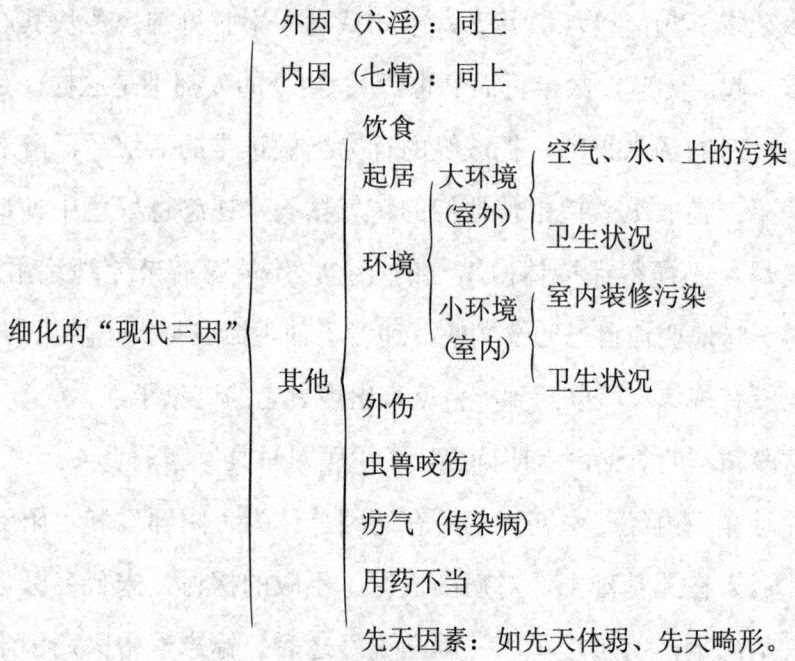

病因学的发展演变图

各种病因作用于人体，导致人体阴阳失调，从而患病。如下图所示：

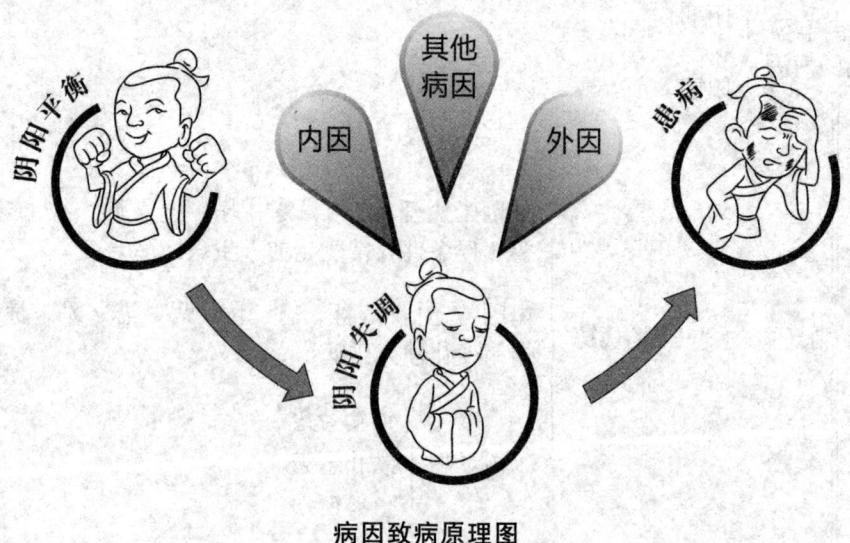

病因致病原理图

下面我们分别分析一下外因、内因和其他病因的致病特点,从中能找到一些预防的方法,减少它们致病。

1. 御寒暑,须防"六淫"致病

每个人都生活在一定自然气候条件下,风、寒、暑、湿、燥、火(热)正是这些自然气候条件的概括。正常情况下,它们只是万物生长的自然条件,并不致病,称为"六气",但是当它们变化太突然、太过或者人体抵抗力太差,它们可能会侵入人体,导致人体患病。这时候,我们就称它们为"六淫","淫"本义就有太过的意思。如下图所示:

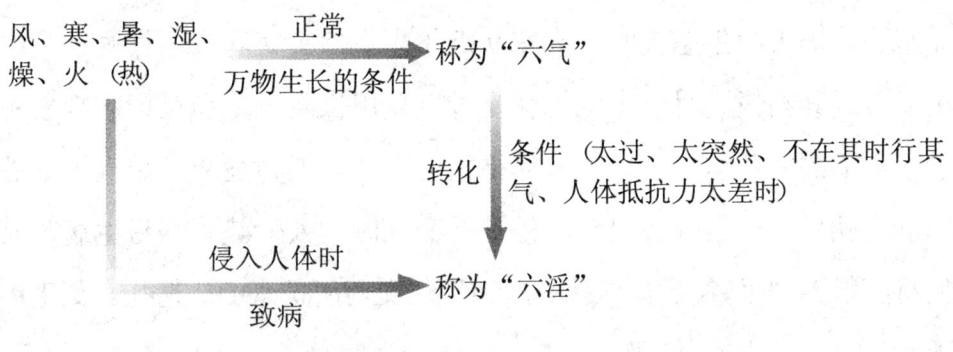

"六气"转化为"六淫"(病因)图

"六淫"导致人体患病有以下三个特点。其一,从"六淫"侵入人体的途径来看,"六淫"一般都从口鼻肌肤侵入,是由外侵入到内,故也称它为"外感六淫",这也是为什么称它为"外因"的原因。从这个致病特点来看,要想减少六淫致病,有两个方法:一是改变自己,也就是说通过提高人体肌肤口鼻的抵抗力,提高人体耐寒暑的能力,使人体能够更好地适应自然气候条件的变化,从而减少"六淫"致病。

另一个办法就是改变"六淫",即改变自然气候条件,而达到减少"六淫"致病。这一点,由于现代社会科技高度发达,人们已经能在一定范围内一定程度上改变了自然气候变化，使我们的生活、工作的小环境更加舒适。例如通过冬天供暖、夏天空调制冷，在一定程度上减少了冬寒和夏暑致病。但是在这些短暂的舒适背后，却潜藏着两个巨大危机：一是大面积供暖和空调使用需要消耗大量能量，人们就需要开采石油、煤炭等自然资源，或利用核能发电，而在开采自然资源和利用核能过程就有可能造成巨大的生态灾难，这一点从 1986 年苏联切尔诺贝利核电站泄漏事件和 2010 年英国石油公司在美国墨西哥湾原油泄漏事件等中，就可以看到它们巨大的危害。同时大量能源消耗的同时，大量的温室气体被肆意释放到大气中，而导致全球平均温度上升，而将引发更大的生态灾难，大家从近年来自然灾害和极端气候频发中可以看到其端倪。另一个危机就是过度使用供暖设备和空调制冷设备制造舒适的小环境，会导致人体抵抗力下降，人体适应自然气候条件的能力就更差，当外界自然气候条件变化时，人们就更容易生病，人们将变得更加"娇气"，这就是所谓现代文明所带来的后遗症。如下图所示：

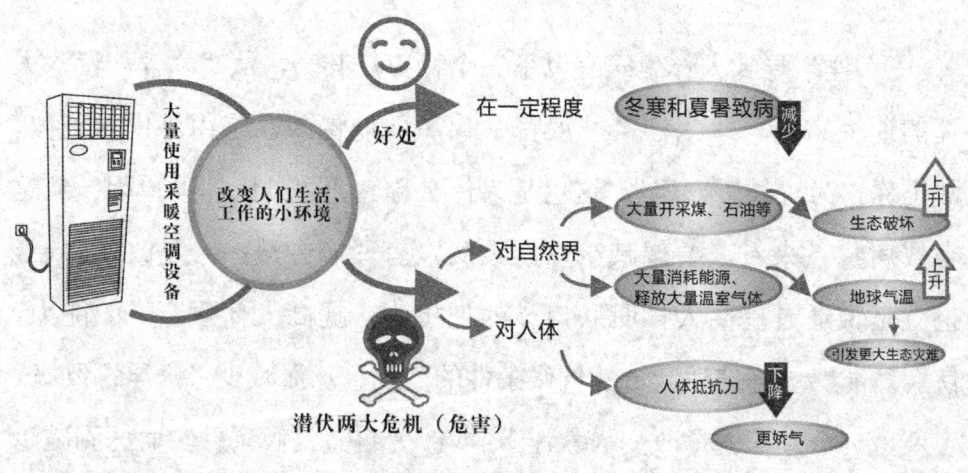

空调等改变小环境（气候条件）所致结果图

由以上分析可以看出,通过改变自己,即提高人体肌肤口鼻的抵抗力,来减少"六淫"致病才是最值得提倡的。那么,怎样才能提高人体肌肤口鼻的抵抗力呢?首先,要从保持肌肤口鼻的清洁做起,认真刷牙、洗脸、洗澡,不用脏手挖鼻腔等,保持它们的清洁,它们本身不生病,"六淫"也就不容易乘虚而入。其次,从用凉水洗脸开始,尤其在秋冬寒冷的季节,逐渐降低洗澡的水温,经常用凉水刺激皮肤,这样皮肤腠理(即纹理)就致密,"六淫"也就不容易侵进来,而且还可以增加皮肤的弹性和细腻程度,即美容美肤的效果。只是对于老人、孩子以及身体虚弱的人来说,要注意循序渐进和量力而行,切不可心急,把洗脸、洗澡水温降得太低,反而生病。其三,从根本上还要注意保养肺和脾两脏。因为中医上认为"肺主皮毛"、肺主鼻,也就是说肺功能好,肺就正常输布气和津液,营养皮肤和鼻腔,从而提高皮肤和鼻腔的抵抗力;而"脾为气血生化之源,后天之本",脾功能正常,就有充分的气血,而提高人体抵抗力。正如中医所言:"正气存内,邪不可干;邪之所凑,其气必虚"。至于具体如何保养肺和脾可参阅后边第二讲的"养肺说"和"养脾说",在此不再赘述。如下图所示:

提高皮肤、口鼻抵抗力的方法

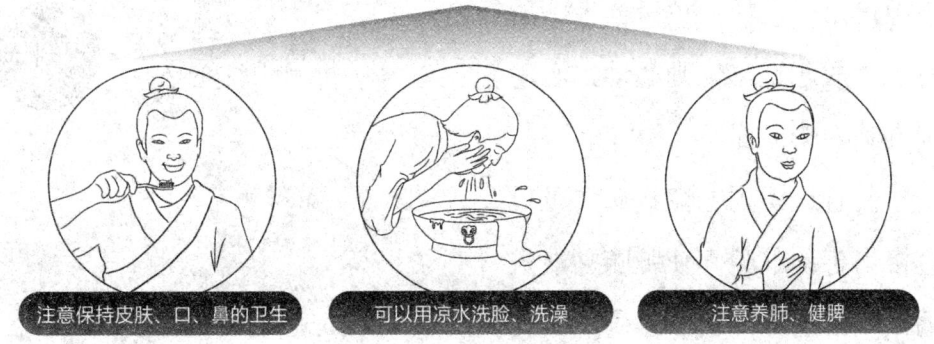

注意保持皮肤、口、鼻的卫生　　可以用凉水洗脸、洗澡　　注意养肺、健脾

提高皮肤、口鼻抵抗力的方法图

另外，六淫致病的第二个特点，就是具有明显的季节性。例如春季多由风邪和寒邪致病，夏季多由暑邪和湿邪致病，秋季多由燥邪致病，冬季多由寒邪致病。因此，我们可以根据每个季节的特点，顺时而养（详见第四讲尊重自然，顺时而养）。

六淫致病的第三个特点，就是还具有一定的地域性。例如，在我国西北部多寒燥邪致病，东南部多湿热邪致病。因此，养生也要注意因地制宜。例如，在内蒙古冬季（寒冷）喜食羊肉，因其有很好的温阳御寒作用，如果在炎热的地方或炎热的季节食用，就有可能"上火"；在湖南（潮湿）喜食辣椒，因辣椒有一定的祛湿的效果，在湖南食用就有一定的保健效果，如果在比较干燥地方食用多了，就易伤胃和"上火"。

2. 调情志，须防"七情"致病

人非草木，每天都会有不同的情绪变化，一般不会因为笑一下，哭一下而生病。但是，喜、怒、忧、思、悲、恐、惊等情绪变化太过了，或持续时间太长了，就有可能演变为致病的原因，即七情致病。

对于这一点，祖国医学早就明确提出，正如《黄帝内经》所言："故悲哀愁忧则心动，心动则五脏六腑皆摇"。

而且认识到七情致病，可以直接伤害到脏腑，使脏腑功能失调，气血逆乱，从而患病。具体来讲，喜过则伤心，怒过则伤

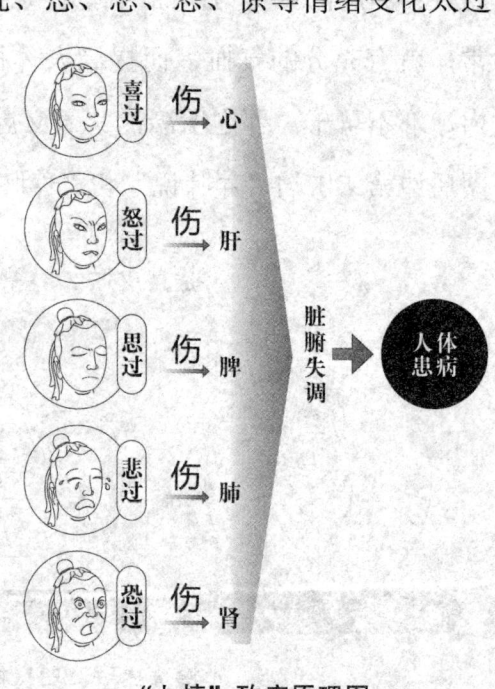

"七情"致病原理图

肝，思过则伤脾，悲过则伤肺，恐过则伤肾。如下图所示：

由上述可见，平时注意调摄自己的情绪，也可以减少疾病。正如《黄帝内经》所言："恬淡虚无，真气从之，精神内守，病安从来"。这一点，现代医学也有相似认识，很多疾病如高血压病、心脏病、月经不调、乳腺增生、黄褐斑及一些癌症等均与精神因素有密切的关系。

因此情志养生，也是一种重要的养生方法。可是在纷繁的人世间，灯红酒绿的城市里，如何才能保持一颗平静的心，确实也是一个难题。老祖先讲得最多是"清心寡欲。"我的体会是，养生先养心，而养心也是一种精神的苦旅，不可急于求成，可以从培养一些健康的兴趣爱好开始，如听音乐、下棋、写大字或在公园锻炼身体、学跳集体舞，以及多参加集体活动、公益活动等。

3. 其他病因亦须防

其他病因，如饮食、起居、环境等均可致病，并各有其致病特点，我们亦须了解和预防。我将在下面一一来讲。

其一，饮食因素致病。

"民以食为天"，人活着必须每天正常饮食，以提供人体生命活动所需要的营养物质；但是饮食不当，就会"病从口入"，饮食就演变为一种致病的原因；如果饮食有节，饮食又可以上升为一种养生的方法，所谓食疗。这方面的内容可以参阅本书的第五讲中的"吃的境界"篇，在其中有详细论述。

其二，起居因素致病。

起居包括睡眠、洗漱、穿衣、运动等方面，如有不当，均可致病。例如：每天刷牙，如果姿势不对，如老横着刷牙，就容易对牙釉（即在牙齿最外的一层最硬的东西）造成损坏，就易发生龋齿（即俗称的

"虫牙"；如果长期用药物牙膏刷牙，就易破坏口腔的自洁功能（口腔中的唾液不但能够湿润食物，帮助咀嚼食物，还具有杀菌、清洁口腔的功能），易产生口臭和牙病。

再如洗澡，如果洗澡水突然调得过凉就容易感冒，洗澡次数过多，也易破坏皮肤表面油脂等形成的保护层，就会导致皮肤干燥、脱皮，甚至过敏等皮肤疾病。

再如穿衣，现代穿衣服非常重视其修饰性，而不顾其寒则增衣、热则减衣的基本原则，穿衣不当会受凉感冒，或受热中暑，或其透气性不好，在夏日易捂出痱子或湿疹等。

由上述可见，洗漱、穿衣等看似很小很简单的事情，但是其不当的小行为亦会致病；反之，事无巨细，细心注意生活小节，就可以避免很多疾病。

起居方面的睡眠和运动，更是养生方面的大事情，在本书多处有讲述，在此不再赘述。

其三，环境因素致病。

环境因素致病主要可以分为大环境（室外）和小环境（室内）两个方面的因素。大环境，即室外环境因素，就是指人们所处的自然环境空气、水质、土质的污染和人们所生活的村庄、社区、街道、城市等的卫生状况对人体健康带来的影响。目前，空气、水、土的污染已经很严重了（有资料显示我国有70%以上的河流和湖泊受到不同程度的污染），它们的污染程度与一些呼吸系统疾病、消化系统疾病、血液病、过敏性疾病等的发生有密切的关系。如下图所示：

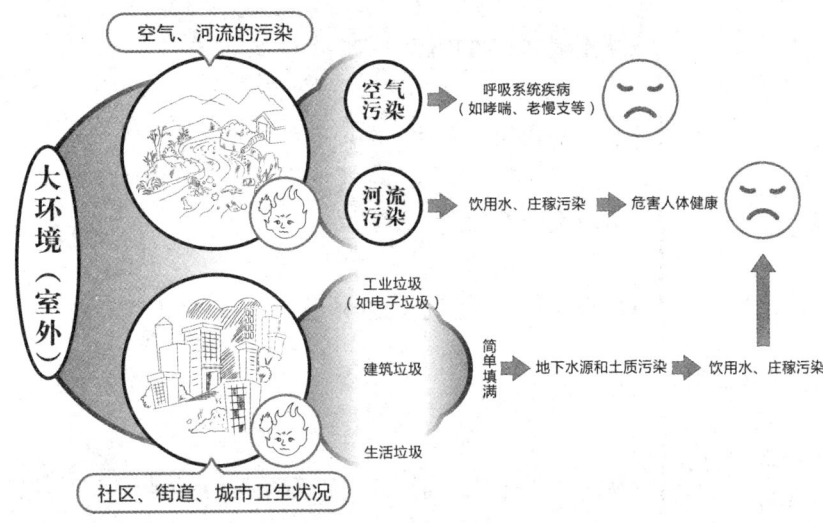

大环境（室外）因素与疾病关系图

对于大环境因素致病的预防，我只能倡议大家为了我们的生存，为了我们的健康，增强环护意识，爱护环境，从我做起，最大程度的减少因大环境因素而致病的情况。如下图所示：

养生链接三

老杜的环保减病小办法（倡议）

应对大环境恶化以及减少其对我们健康的危害的小办法（倡议）

- 从提高环保意识做起
- 从我做起
- 从节约用电做起
- 从节约用水做起

· 从不浪费粮食做起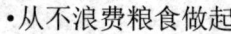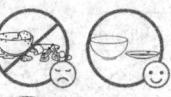

· 从不乱扔垃圾做起

应对大环境恶化以及减少其对我们健康的危害的小办法（倡议）

· 从垃圾分类做起

· 从少用一次性筷子、纸杯做起

· 从少用空调做起

· 从用空调夏天调高一点，冬天调低一点做起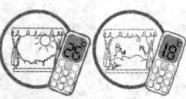

· 从少开私家车、多乘公交车做起

· 从爱护身边的花花草草做起

· 从少用奢侈品做起

· 从少用电梯、多走楼梯做起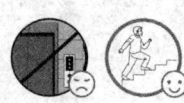

老杜的环保减病小办法（倡议）图

　　至于小环境，即室内的装修所造成的室内空气污染及室内卫生状况与一些疾病的发生亦有密切关系。例如一些装修材料和家具所释放的甲醛、二甲苯等有害物质对人体的造血系统、免疫系统、呼吸系统有很大危害，尤其对于儿童和年老体弱者而言，可以导致白血病、哮喘等疾病的发生。如下图所示：

　　小环境 ｛ 室内装修污染 / 新家具 ｝ 释放甲醛、二甲苯等 ——→ 白血病、哮喘等有关

　　　　　　室内卫生状况差 ——→ 致病细菌繁殖 ——→ 呼吸系疾病、消化系疾病有关

小环境（室内）与疾病关系图

　　为了减少小环境, 即室内因素致病, 我有如下图所示的一些小建议, 供大家参考。

养生链接四

老杜的室内减病小办法 (倡议)

应对小环境因素致病的小办法 (倡议)

- 简单装修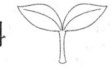

- 尽量采用环保低毒 (或无毒) 的装修材料

- 装修后放置 3 个月以上后居住

- 每天通风 (包括冬天)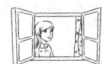

- 室内养 "绿萝"、"芦荟" 等植物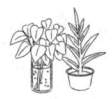

- 保持室内一定的湿度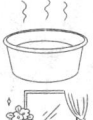

- 保持室内干净、卫生

- 厕所与卧室、客厅等分开使用拖把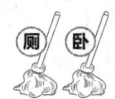

- 经常晾晒厨房抹布

- 经常晾晒厨房案板

- 使用洗洁精等洗锅、碗后, 要充分冲洗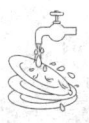

- 洗碗、筷后要擦干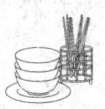

老杜的室内减病小办法 (倡议) 图

其四，外伤与虫兽咬伤。

在生活、工作中的一些意外，如摔伤、烧烫伤、电击、溺水、汽车撞伤，以及蚊虫叮咬、猫狗咬伤等可以使人受伤致病。须在生活中加强安全防范意识，注意安全用电，尤其是家有老人、小孩时，应该采取一些安全防范措施，如尽量使用安全插座，桌、凳、家具的棱角可以包上一些棉柔的布，经常对孩子进行安全教育等，可以减少一些意外伤害。并能够掌握一些防意外安全小常识，对一些小伤害，能即时处理，大伤害即时送医院，从而最大程度地降低意外伤害给人们带来的痛苦。

我在下面，总结了一些防意外安全小常识供大家参考。

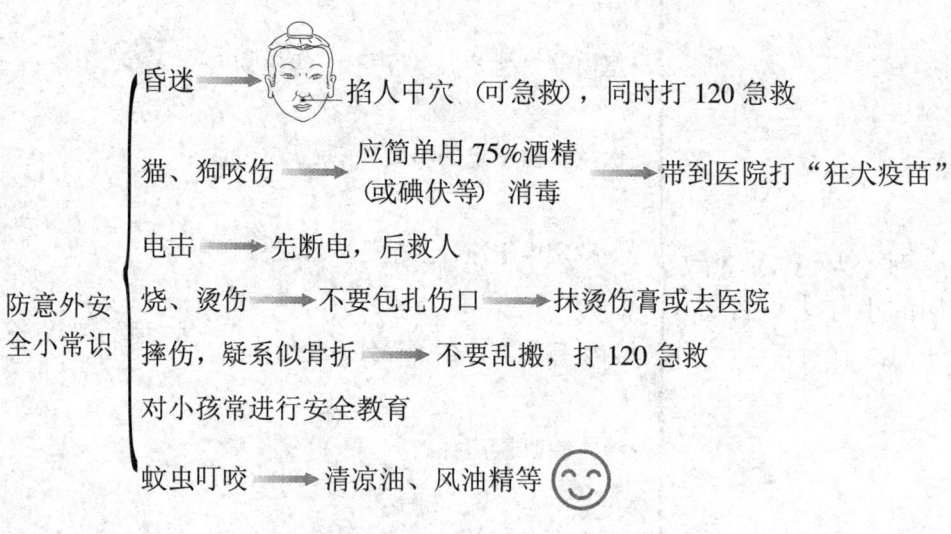

防意外安全小常识图

其五，用药不当致病。

在生活中，常有用药不当而致病，或对人体健康造成影响。例如有些人把六味地黄丸（适用于肾阴虚，如有舌红苔少、口干嗜饮、五心烦热、腰膝酸软、盗汗、大便干、小便黄等症状的人服用）当成保健品来服用,感冒初期乱用抗生素 (感冒初期只服用感冒药就够了),孕妇随意用药 (孕妇用药应在产科医生指导下使用),随意用药物流产 (终止妊娠须到正规医院产科就诊) 等对人体健康造成损害。要减少用药不当对人体健康造成损害,记住用药须谨慎,须在医生指导下使用。

综上所述,损害人体健康,导致人体患病的原因很多,但总结起来也就是外因、内因和其他病因三个大方面。只要我们了解其致病特点,并且有针对性地采取一些预防措施,我们可以减少很多疾病的侵害,可以免遭很多由此而带来的痛苦,这也是我们研究病因的最大意义,也使老杜不枉此凡讲述。

养生，一定要分清虚实

有个朋友问我：别人感冒，熬碗姜汤一喝，被子一捂，发发汗就好了，为什么我这样做了之后，感冒反而重了呢？

我说：生姜其性辛温，善发汗解表。用热姜汤发汗调理受寒感冒是可以的，至于效果好与坏，关键取决于它用于调理什么体质的人感冒，以及感冒本身的轻重有关。

这里边有一个辨清身体虚实的问题。如果一个人身体本来就很强壮，刚受风寒而感冒，喝碗热热的姜汤，发发汗，把寒气发出去，当然他的感冒也就很快好了；如果一个人身体本来就很虚，发很多汗，身体就会更虚了，感冒当然也就更重了。

还有一个朋友，身体一向就虚弱，她听人家说，可能是由于她体内毒素太多，于是她到一家养生馆做了一段时间刮痧排毒疗法，结果身体更虚，比以前更容易生病。其实这里边，也有个辨清身体虚实的问题。她的身体本来就虚弱，她的养生调理方案应该以补为主，而刮痧这种传统调理方法更善于泻法。所以她做一段时间刮痧之后，身体就更虚了。

因此，调理身体，中医养生，首先要分清身体的虚实，然后再根据实则泻其有余，虚则补其不足的法则，选择合适的养生方法，进行调理（养生），才能取得好的效果。否则，可能会适得其反。如下图所示：

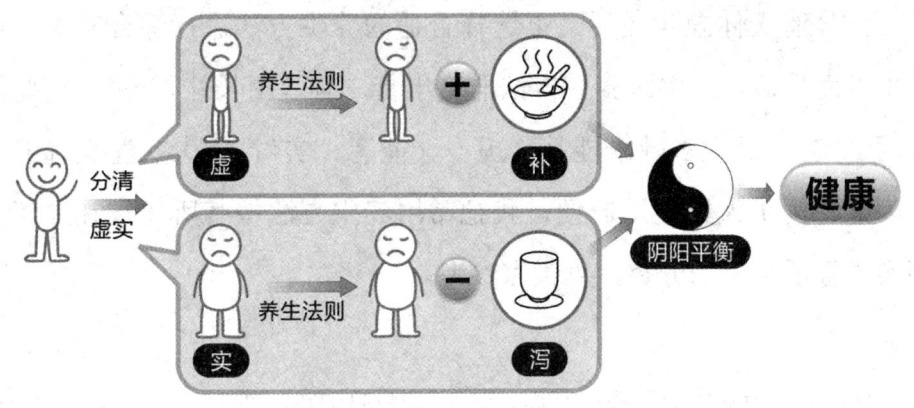

分清虚实再养生图

正如古人所言："治病者，取有余而益不足"，我们进行养生也是如此。

然而，人体究竟该怎么分虚实？在现实生活中，是有一定难度的，因为"虚"和"实"本身是两个非常笼统的概念，范围极为广泛，临床表现也很复杂。为了大家方便应用，我列出了下面关于虚和实的图表，供大家参考。

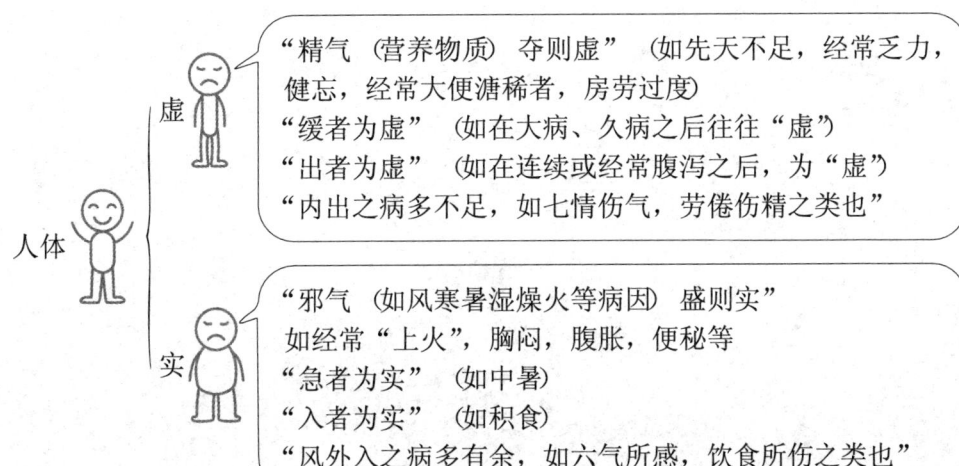

分清虚实简图

在分清人体虚实之后，再选择合适的养生方法进行综合养生，可以事半而功倍。而中医养生方法非常丰富，有些擅长补"虚"，有些擅长泻"实"，而大多数既能补"虚"又能泻"实"，望大家注意选择应用为好。为了大家使用方便，我把常用养生方法按其所擅长补虚还是泻实进行了简单的分类，供大家参考。

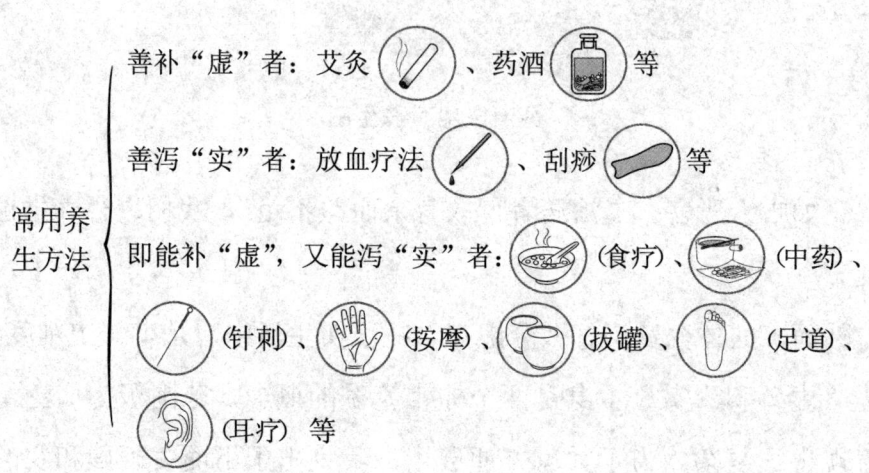

常用养生方法

善补"虚"者：艾灸、药酒等

善泻"实"者：放血疗法、刮痧等

即能补"虚"，又能泻"实"者：(食疗)、(中药)、(针刺)、(按摩)、(拔罐)、(足道)、(耳疗) 等

常用养生方法分类图

第二讲
中医养生，重在养脏

　　人体是一个完整的有机体，这个整体有个领导核心，就是五脏。我们常见的各种亚健康表现和各种疾病，都可以认为是五脏功能出现了问题，正如《黄帝内经》中所言："必审五脏之病形，以知其气之虚实，谨而调之"。在这个意义上讲，中医养生，重在养五脏。只要养好五脏，疾病就会少了，就可以维持人体的健与美。

　　然而要养好五脏，我们应该先熟悉五脏，了解它们的正常功能各有什么，出现异常情况才能及时发现，尽早调理。

　　五脏就是肝、心、脾、肺、肾的合称。与其说是五脏，不如说是五大功能系统，然后冠以五脏的名称。因为五脏中的每个脏的功能涉及范围很广，她属于系统论，与西医有很大的不同，理解这一点，对于理解中医中的五脏，甚至整个中医养生都是至关重要的。

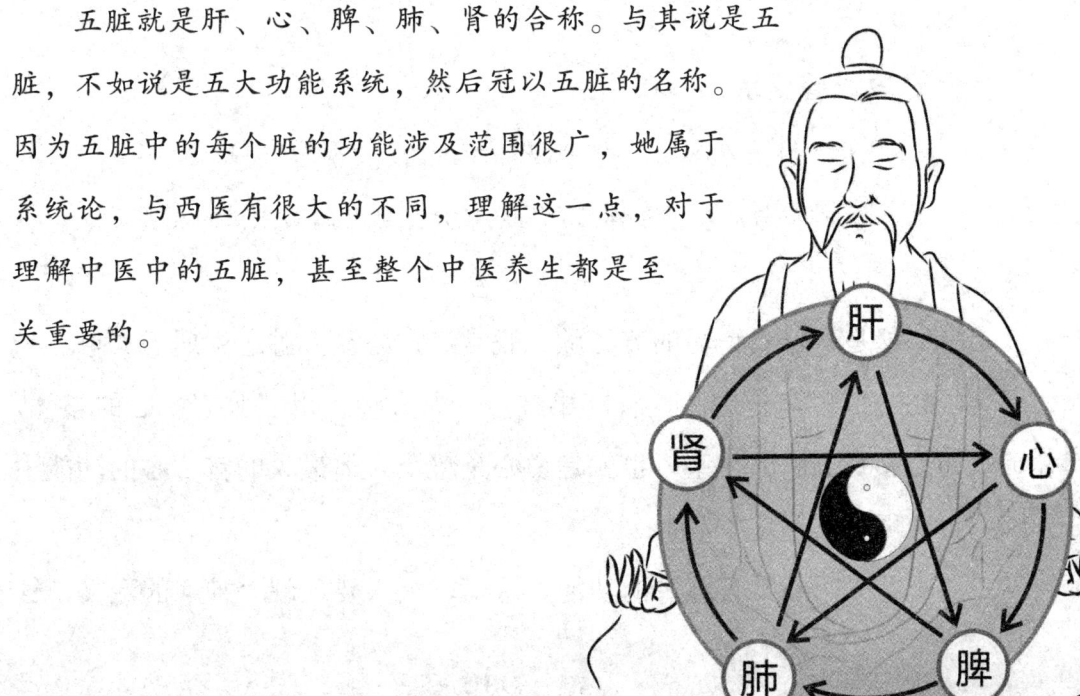

养心说

养心歌：

> 心是人体最大宝，
>
> 一切生命离不了。
>
> 心慌气短脸无光，
>
> 神经衰弱口生疮。
>
> 养心先养神，
>
> "静坐养心功"①。
>
> 揉按神门与涌泉②，
>
> 常食莲子枣麦冬。

温馨提示

① "静坐养心功"可参阅第四讲的夏季起居调养篇。

②神门与涌泉，即神门穴与涌泉穴，可参阅第三讲的相关文章。

这是一首我编写的养心歌。我常讲，心在五脏之中属于首位，为"君主之官"，是皇帝，管的事最多。即人体是以五脏为中心的整体，而心又是五脏的主宰，也就是说心是整个人体最大的官。心的功能主要表现在以下几个方面。

首先，心具有藏神的功能。这里，重点要理解"神"的涵义，这个"神"可不是神仙的那个"神"。这个"神"有广义和狭义之分。

广义的神,是指整个人体生命活动的外在表现,如运动、行走、工作、学习、睡觉,以及人的形象、言语等,无不包含于神的范围之中。而狭义的神,特指人的思想、精神和意识等活动。一些成语,如"三心二意、心花怒放、心想事成"等,无不反映了心的这种功能。

正因为心具有藏神的这种功能,即具有管理人的一切生命活动和人的思想的功能,所以才说心是五脏之首,是"人体最大宝"。

养生实录一

心与脑,到底是谁管人的思想

豆腐之星:人们常说脑管理一个人的思维和意识,而中医怎么又说,心主神明,心来管理呢?到底是谁说的对?

老杜有话说:这个问题其实是反映了中医和西医对心和脑的功能在认识上的差异,不能简单地说谁对谁错。现代医学(西医)认为,脑是高级神经中枢,是管理一切精神、心理活动的中心。而心是循环系统的核心,它主要通过其有节律的收缩运动,进而推动全身血液在血管里运行,从而营养全身、维持人体新陈代谢。

而中医则认为,心除了具有主血脉(即心具有推动人体血液在脉管里运行)的功能之外,同时还具有主宰人的思想、意识,甚至一切生命活动。也就是说中医上的心功能,不但囊括了西医所讲的心和脑的全部功能,而且范围更大。

造成这种中医和西医关于心、脑功能认识上的不同,主要是由于中医和西医的医学基础是不同的，它们研究人体的方法也是不同的。其实，这也反映了中华文化和西方文化的差异的一个表现。

另外，中医还认为心主血脉，其华在面。是指心具有推动血液使之在脉管里运行，而营养全身的作用。如心气旺盛，血脉充盈，全身机体得充分的濡养，面色就显得红润而有光泽，即所谓"心其华在面"；而当心气不足，推动血液无力，则可见面色无华（没有光彩）、晦暗；心血不足则面色显得苍白；心血瘀滞则面色青紫；长期气血两虚，则皱纹满面，显早衰现象。可见心的功能正常与否与人的容貌、早衰均有密切的关系。

我在前面第一讲的"人为什么会生病"篇中讲过，人的情志与人的五脏有密切关系。如在这里，"喜"这种情绪就与心功能有密切关系，即谓"心在志为喜"。俗话说：笑一笑，十年少；愁一愁，白了头。就是指经常保持喜悦的情绪，可以促进心的功能，从而可以促进人体生命活动，延缓衰老的意思。

养生链接一

音乐养生与心血管疾病的预防

我国每年死亡人口 90% 以上是由于疾病而死亡，而其中因心血管疾病而死亡的人口又居其首位，每年新增心血管疾病的患者 75 万人左右；且心血管疾病的患病率呈上升趋势。

因此，心血管疾病的预防，刻不容缓。

心血管疾病的发生机制非常复杂，但是有一点是明确的，它的发生与现代社会生活节奏快，工作、生活压力大，长期精神紧张或者抑郁等都有密切的关系。

可见，保持每天良好的情绪，可以认为是预防心血管疾病的一剂良方。在这方面，中医早有认识，如"心在志为喜"，喜过则伤心等。

可是，如何才能保持良好的心情呢？尤其在当前的社会，当信仰迷失，浮躁变成一种普遍的社会情绪的情况下，还真不是一件容易的事情。

我的体会是，能保持良好的心情也是一种个人修为。逐渐培养一些良好的、健康的兴趣和爱好，如锻炼身体、旅游、写大字、读书、听音乐、包括研习中医养生等，都有助于保持一种良好的情绪。

尤其是听音乐，这是每个人最容易办到的方法，其效果也是肯定的，我们可以称之为音乐疗法或者音乐养生。

在中医巨著《黄帝内经》中就提出了五音通五脏的理论，即角、徵、宫、商、羽五音分别对应五脏肝、心、脾、肺、肾（在我国古代音乐最早只有五音，按音高排列：由宫、商、角、徵、羽形成五声音阶，相当于现代简谱的1、2、3、5、6五个音阶）。故不同调式的音乐可以调理不同的脏，这可以算是最早的音乐养生的理论。如下图所示：

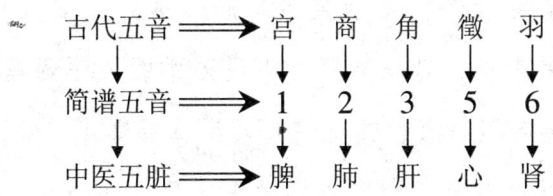

五音五脏对应图

正如宋·王安石所言："礼者，天下之中经；乐者，天下之中和；礼乐者，先王所以养人之神，正人气而归正性也"。用音乐来修身养性，历史悠久，源远流长。

在音乐养生中，可以多选择由我国的古琴、箫、二胡、葫芦丝等民族乐器以及西方的小提琴、大提琴、钢琴、古典吉他等演奏的曲子，曲调可选择优美、舒畅、悠长或愉悦、欢快的曲子，以达到养心安神，愉悦情志，以保持良好的心情，进而达到预防心血管疾病的目的。

下面是我建议大家倾听的曲目：《高山流水》（古曲）、《二泉映月》（华彦钧曲）、《春江花月夜》（古曲）、《思乡曲》（马思聪曲）、《阿尔罕布拉宫的回忆》（古典吉他曲）、《绿袖子》（英国民谣）、《爱的罗曼史》（古典吉他曲）、《樱花》（古典吉他曲）、《悲伤的西班牙》（古典吉他曲）、《致爱丽丝》（钢琴曲）、《小夜曲》（舒伯特曲）、《春之声圆舞曲》（交响乐）等。

另外，中医认为心开窍于舌，是指心的生理功能正常与否，可以从舌上表现出来。当心的生理功能正常时，则舌体红活容润，柔软灵活，味觉灵敏。

养生链接二

经常口舌生疮，可能是心火太旺

有些人经常口舌生疮，或者发生口腔溃疡。在中医来看，可能就是心火太旺的一种表现。可以参照以下我列举的方法调理或预防。

其一，发作期可以口服黄连上清丸或牛黄解毒片（按说明书服用）。

其二，发作期可以对手少阴心经（上肢段，向上）、手少阳三焦经（上肢段，向下）、和足太阳膀胱经（腰背段，向上）三条经做刮痧。

平时保健预防：可以用手掌根推手少阴心经（上肢段，向上）、足少阴肾经（下肢段，向上）各30遍，然后揉按神门穴、涌泉穴、合谷穴各1~3分钟。

其三，取金银花15克、贡菊10克、丹参10克、麦冬20克、生山楂5克、冰糖少许，每次取其混合物的一半泡水如茶饮，发作期和预防均可。

其四，发作期禁食辛辣，以及牛肉、羊肉、狗肉等发性食物，平常亦应少食。

其五，多食冬瓜、苦瓜、莲子以及新鲜正季瓜果蔬菜。

其六，如经上述调理未见效，或加重者，应该即时到医院就诊，以防其他病变。

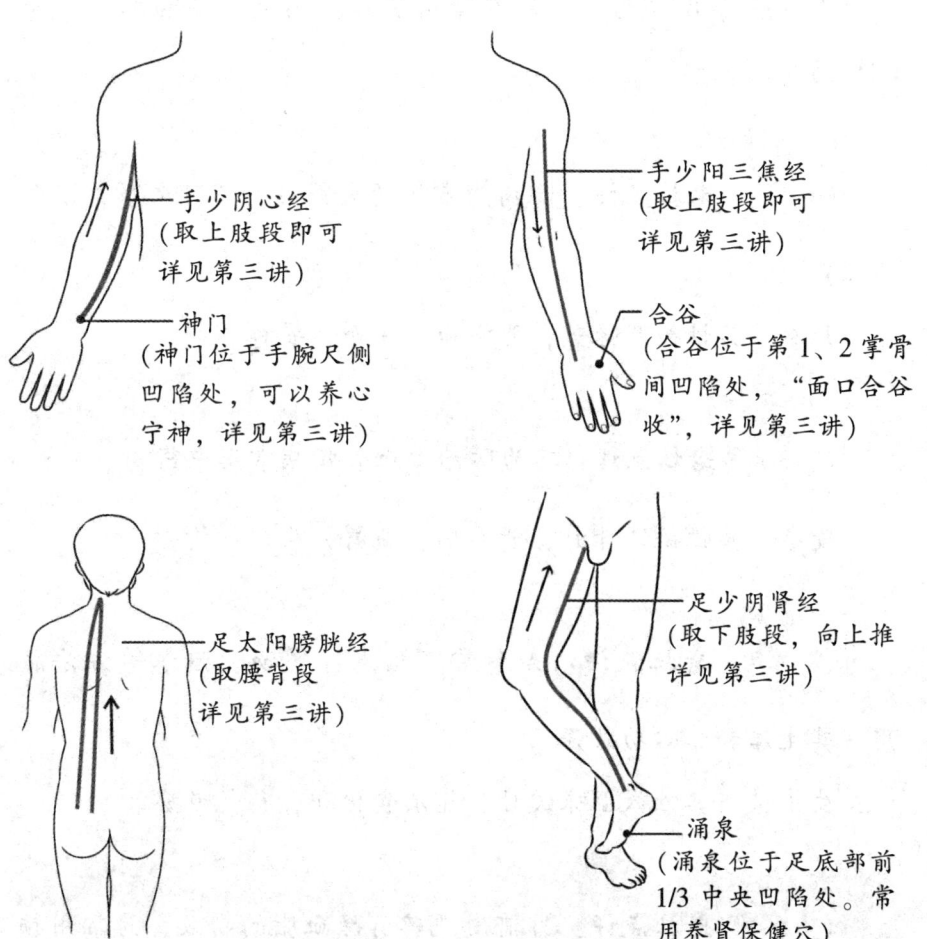

手少阴心经
（取上肢段即可
详见第三讲）

神门
（神门位于手腕尺侧
凹陷处，可以养心
宁神，详见第三讲）

手少阳三焦经
（取上肢段即可
详见第三讲）

合谷
（合谷位于第1、2掌骨
间凹陷处，"面口合谷
收"，详见第三讲）

足太阳膀胱经
（取腰背段
详见第三讲）

足少阴肾经
（取下肢段，向上推
详见第三讲）

涌泉
（涌泉位于足底部前
1/3中央凹陷处。常
用养肾保健穴）

**手少阴心经、手少阳三焦经、足太阳膀胱经、足少阴肾经与
神门、合谷、涌泉等穴位图**

温馨提示

黄连上清丸　具有清热散风，泻火止痛的功效。为 OTC 药品（即非处方药品）。

（　**老杜点评**：此药为常用清火药品，不可久服，以防伤正。在服用过程中如果出现明显腹泻，停药一般就可恢复。）

牛黄解毒片（丸）　具有清热解毒，泻火止痛的功效。为 OTC 药品。

（　**老杜点评**：此药为常用清火药品，不可久服，以防伤正）

丹参　其性微寒味苦，能活血，凉血，安神。

（　**老杜点评**：其为防治心血管疾病常用中药。）

麦冬　其性微寒味甘，能养阴，益胃，生津，清心。

（　**老杜点评**：麦冬常可熬粥、煲汤、泡水等方法服用，其生津和养心功效强。）

生山楂　其性微温味酸甘，能消食化积，行气散瘀。

（　**老杜点评**：目前发现其有降血脂的功效，为常用预防肥胖和心血管疾病的良药！）

养肺说

养肺歌:

　　华盖①主气司呼吸,

　　娇脏②喜润养皮毛。

　　肺若失养"痘"易长,

　　嗓音易哑感冒常,

　　就连大便也不爽。

　　君要养肺先润肺,

　　戒烟防燥帮大忙。

　　晨起慢跑深呼吸,

　　常食雪梨银耳莲,

　　养肺美肤两相宜。

温馨提示

　　①华盖　由于五脏中,肺位置最高,故又称之为华盖。

　　②娇脏　由于肺叶娇嫩,易受外邪侵袭,故曰娇脏。

　　这是一首我编写的养肺歌。现代社会,肺系疾病,即呼吸系统的疾病（如感冒、咳嗽、哮喘、小儿反复感冒、老慢支等）和呼吸系统的传染病（如 SARS、流感等）呈高发态势。这可能与生态环境恶化、空气污染以及滥用抗生素等有密切关系。而如何减少这一类疾病，在祖国医学看来，关键在于养肺。

肺位于上焦（膈以上即为上焦），即胸腔。肺在中医上，又称之为"华盖"和"娇脏"。我们尤其要关注"娇脏"这个称呼，中医认为：肺叶娇嫩，易受外邪侵袭，故曰娇脏。也就是说肺脏是非常易生病的一个脏，尤其需要保养。

下面，我们共同熟悉一下肺常见的生理功能。

首先，肺具有主气、司呼吸的功能，司，是管理的意思。这是肺最主要的功能。人体通过肺吸入自然界的清气，呼出体内的浊气，吐故纳新，使体内外的气体不断得到交换，来维持人体的新陈代谢，来维持生命活动。当人们患上肺系疾病的时候，常会有呼吸不畅、憋闷等现象，就是这个缘故。

肺的另一个重要生理特性，就是具有"清肃"的功能，清肃就是清洁、肃清的意思。也就是说肺具有清肃其本身和呼吸道异物，以保持呼吸道洁净、通畅的特性。它是维护肺主气、司呼吸功能的重要条件。

而肺本身是一个"喜润恶燥"的脏。所以在气候干燥、风沙大或空气污染比较重的地区和城市，肺的清肃功能很容易受到影响，感冒、咳嗽、咽炎、气管炎、肺炎等肺系疾病就明显增加。

养生链接三

"沙尘暴"、空气污染与肺

近些年来，我国"沙尘暴"频发，尤其是在每年的春天。"沙尘暴"是指强风刮起地面的尘沙，使空气浑浊，水平能见度小于1千米的风沙现象，由于我国特殊的地理位置和地理环境，我们深受"沙尘暴"之害。"沙尘暴"来源主要来自境外和境内两部分，境外主要来自蒙古国南部，境内主要来自我国西北部的戈壁滩和沙漠。这可能与过度砍伐树木和过度耕牧，导致土地植被破坏严重，土地沙漠化等有密切关系。

"沙尘暴"对我们的生产、生活带来严重损害，也对我们的健康造成极大危害，尤其是在长江以北的地区。对我们健康造成的危害，主要是由于在"沙尘暴"天气期间，空气中大量的浮尘和细菌、病毒等随着我们的呼吸从口、鼻侵入人体，尤其对肺的生理功能造成很大影响，导致肺系疾病增加。

近年来，许多城市空气污染日趋严重，空气质量下降明显，空气中的悬浮物，尤其是有害悬浮物增加明显，对我们的身体健康造成危害，尤其是对呼吸系统、造血系统、免疫系统等影响更大。

由此可见，不管是"沙尘暴"，还是城市空气污染，都可以使空气质量下降，使空气中的浮尘、有害悬浮物增多。而人体的肺是专门负责吸入清气（即新鲜的空气），呼出浊气，来维持生命活动。如果我们每次吸入的所谓清气中，就有相当一部分有害之气，其对肺造成的伤害是首当其冲的，进而危害人体的健康。因此，在这种情况下，平时加强对肺的保养，以期提高肺的抵抗力，提高肺的"清肃"功能（即自洁的能力），进而减少对人体健康的危害，达到预防和减少疾病的目的，是很有意义的。

另外，还有一个不容忽视的问题，就是目前一些家庭和工作单位还存在着室内空气污染的问题。造成室内空气污染主要是由于室内装修的一些材料和一些家具释放的有害物质，如甲醛、二甲苯等，这些物质有时过上几年都还在释放；以及人们呼吸所排出的浊气；吸烟者点燃香烟后散发的烟雾；空气中的浮尘、尘螨等；加上经常使用空调，室内通气不够等因素，使得室内空气质量下降，有害悬浮物增多。

　　而人们每天生活和工作的相当一部分时间都是在室内度过的，室内的空气污染就会对肺，对人体健康造成危害。

　　解决这个问题最好、最简单的办法，就是少用空调，室内不吸烟，每天保持室内充分通风，同时增加室外活动，以减少其对肺和人体健康的危害。

　　此外，我国作为目前世界上最大的烟草生产国和烟草消费国，吸烟对我们的健康造成巨大的威胁。我经常说，养肺的关键在于润肺。而一些人经常吸烟，每天嘴上架个"烟囱"去熏肺、去燥肺，肺的功能如何能好？

养生链接四
这个"最大"，还是不要为好（吸烟的危害）

　　我国目前是世界上最大的烟草生产国和最大的烟草消费国。据有关数据显示，目前在我国有 4 亿左右的烟民，并且有呈低龄化、女性化的趋势。

　　相比较巨大的吸烟人群，还有一批更为庞大的深受二手烟危害的人群，有 7 亿~8 亿，其中还包括 1 亿~2 亿的儿童。

　　吸烟对人体健康可以认为是有百害无一利。当点燃一支香烟后，你可知道其烟雾里含有十几种有害物质、致癌物质，如醛类、尼古丁类、氰化物、重金属、苯丙芘、一氧化碳等。首先，吸烟对人类危害最大的莫过于其致癌性。如长期吸烟者比不吸烟者其肺癌患病率要高数倍，同时其患慢性咽炎、慢性气管炎等其他呼吸道疾病的概率明显提高。其二，吸烟对心脑血管危害很大，长期吸烟者更易患冠心病、高血压、中风等疾病。其三，长期吸烟，对于男性而言可能会致其性功能减退，对于女性而言可能导致月经紊乱，孕妇吸烟或者吸二手烟有致畸胎的风险。其四，有数据显示，长期吸二手烟其危害更大。如果丈夫长期吸烟，妻子患肺癌的概率要比其丈夫高1~3倍。吸烟家庭的儿童比不吸烟家庭的儿童，其呼吸系统疾病患病机会也会明显升高，并会对其生长发育造成一定的影响。

另外，关于吸烟，这里边还有一笔惊人的经济账，我国有约4亿烟民，如果平均每人每天消费5元钱用来吸烟，一天就消费约20亿，一年365天，那样算下来，一年约7000亿元的一个天文数字就用买烟抽，用来毒害自己，毒害别人。再加上每年因为吸烟而患各种疾病所花费的医疗费，那将会得一个更加庞大的天文数字的钱，就这样被白白的烧掉了！真是匪夷所思！

由于吸烟本身具有一定的成瘾性，戒掉不容易，且吸烟对健康的危害，即致病性具有长期性和隐蔽性，以及吸烟所具有所谓的"社会交往"功能，甚至和一些人情世故、伦理观念相结合等因素，导致今天这么庞大的烟民数量。

为了我们的健康，为了子孙后代的健康，请减少吸烟！直到完全戒烟！将是一件利己、利人、利社会的好事。

爱美，是人的天性。"肤若凝脂，指若削葱"，皮肤细腻、光滑、有弹性是许多人，尤其是女性朋友梦寐以求的事情。可事实上，面部色斑、痤疮、皮肤过敏、皱纹、皮肤松弛等皮肤问题时时刻刻困惑着她们。

我在这里，给大家一个预防的好办法，那就是要时时刻刻把养肺润肺记心头。

早在《黄帝内经》中就提到"肺主皮毛",也就是说皮肤的好与坏与肺功能是否正常有密切的关系。当肺的生理功能正常时,肺可以通过主气,把精气、津液等营养物质运输分布于全身的皮肤和毛发,充分营养它们,皮肤就健康。反之,当肺受到伤害,它的功能受到影响,皮肤也就容易发生各种问题,而影响容貌、外观。

所以,保养皮肤,养肺是关键。

养生链接五

常用药膳养肺法

药膳养生,既可以养生保健,又可以一饱口福,如果运用得当,其效显著,值得推广。下面我介绍一些常用养肺的食物和一些简单有效食疗方法。

莲藕 又称莲菜,其性寒味甘。可以清热生津,润肺除燥,清心除烦。现代营养学也认为其含有丰富的铁、维生素 C 和膳食纤维等。对于患有肺系疾病、便秘、糖尿病等疾病的同志可以作为长期食疗之佳品,也是润肺保健美容之上品。

老杜点评:可取鲜莲藕蒸、凉拌食用,也可取藕粉用开水调成糊状食用。特别推荐食用方法:把莲藕切成薄片,浇 2 勺蜂蜜,蒸 30 分钟即可食用。尤其适合体弱、经常感冒、老慢支等患者,以及美容保健之用。)

百合 其味甘微苦,其性微寒,可以养阴润肺,清心除烦安神。长期食用,可以改善老慢支患者的生存质量。现代营养学认为,长期食用，有一定的抗癌之效，也是常用美容、保健食品。

（老杜点评：百合可以蒸、煮、煲汤等方法食用，用量酌情。特别推荐食用方法：取百合适量，泡水如茶饮，泡后可以把百合片咀嚼咽下，方便有效。）

银耳　又称白木耳，其中质量上乘者，称为雪耳。其性平味甘淡，可以滋补、生津、润肺养胃，且它滋润而不腻滞。现代营养学还认为，其可提高人体抵抗力，增强人体抗癌能力，提高肝脏解毒功能。我国皇家贵族历代都视银耳为延年益寿之佳品。

（老杜点评：风寒咳嗽，痰多不易咳出者慎用。银耳常可泡水、煲汤、煮粥来食用。特别推荐食用方法：可以取银耳30克、粳米100克、冰糖适量，先把粳米银耳淘洗干净，并放入锅内，加水适量，用先武后文火煮至米烂汤稠，加入冰糖搅拌即可。注意，糖尿病患者不要加冰糖。）

梨　其性凉味甘酸，由于其鲜嫩多汁，酸甜可口，是天然润肺、生津之品，还具有一定的化痰、止咳、除烦、利尿之效，亦可解酒毒。

（老杜点评：教师、播音员、演唱人员等用嗓子比较多的人，常可食用煮好的冰糖梨，可以保养嗓子，预防咽炎、嗓音嘶哑等。）

下面再介绍两种常用的药膳。

其一，冰糖梨——养生保健

食材：梨1颗（也可加入银耳30克、枸杞子10克、大枣5枚）、冰糖适量。

做法：把梨（银耳、枸杞子、大枣）洗净备用，先把梨（留皮）切成小块放入锅中，（同时放入银耳、枸杞子、大枣），加水适量，先用武火（即大火）把水烧开，后改为文火（即小火）煮20分钟关火，加入冰糖搅拌即可。

功效：养生保健，老少皆宜。

其二，川贝蜂蜜梨——辅助治疗咳嗽

食材：川贝5克、梨1颗、蜂蜜适量。

做法：先把川贝研成末备用，梨洗净，切下带梨把的一头成盖状，把剩下梨的梨心挖出成桶状，把川贝粉末倒入梨桶中，再舀2勺蜂蜜浇入其中，盖上梨盖，放入小碗中，再放入锅中蒸30~45分钟即可。可以早晚两次食用。

功效：对于咳嗽、气喘等效果颇佳。

养脾说

脾胃歌：

人是铁，饭是钢，

炼钢就把脾胃养。

脾虚腹泻食欲差，

健忘嗜睡又乏力，

月经时长血过量。

健脾首要食规律，

饭后百步助消化，

三里①常按腹常摩②，

气血充足脾胃康。

🖋 温馨提示

①三里　指的是足三里穴，是健脾胃、强身体的关键穴。

②腹常摩　指在早晚常可以脐为中心，用单掌团摩腹部，可

以健脾胃。

古语云：民以食为天。人活着首先就要吃饭，要摄取营养来维持

生命活动。而与饮食消化、摄取营养关系最密切的内脏就是脾。

脾位于上腹部，中医上讲是中焦（即膈与脐之间）。人出生以后，

其生长发育和机体生命活动所需的所有营养物质（气、血、津液），都有赖于脾胃运化的水谷精微（食物）转化而来。因此，常称脾胃为气血生化之源，后天之根本。所以，脾胃一旦虚弱了，生病了，气血则来源无本，人就更易生各种疾病。正如，金元时期名医李杲所言："内伤脾胃，百病由生"。

而且任何保健品、药品要发挥其保健和治疗效果，首先也需要脾胃的吸化和消化。只有脾胃功能好，其效果才能更好地发挥，否则，再好的保健品和药品其效果也会大打折扣。

因此，我在前面说过中医养生，重在养脏，现在再添上一句话，就是养脏先应养脾，就更为合适了。

下面，我就先谈谈脾在这几方面的功能。

首先，脾具有主运化的功能，运，即输送、转运；化，即消化、吸收。也就是说，脾具有把水谷（即食物）转化为精微、转化为气血，并把气血转输到全身，从而营养全身并为它们的生理活动提供能量。这个功能可以认为是脾最重要的一条功能。

在这里，我要特别强调一下，平时很多人以为饮食消化的关键在于胃肠。实际上，我们（中医）认为，胃肠在这个过程中，只是充当了一个容纳、传承水谷（即食物），即容器的作用。真正起消化吸收，能把食物转化成有用的营养物质精微气血的关键在于脾。

所以，当我们饮食消化不好，食欲不振，大便溏稀，首先要解决的问题，就是要健脾。

养生链接六

能健脾胃的家庭小药箱

健脾丸　主要由白术、木香、黄连、甘草、茯苓等中药组方。能健脾和胃，消食止泻。主要用于食欲不振，消化不良，大便溏稀，四肢乏力，健忘等。

（老杜点评：本方是健脾益胃常用非处方中成药（OTC），重点在于除有消化不良等消化道症状外，还应有四肢乏力、健忘、贫血等一些虚证时应用更好。）

保和丸 主要由山楂、神曲、半夏、茯苓、陈皮等中药组方。能消食导滞，主要用于胃脘胀满，嗳气反酸，舌苔厚腻等。

（老杜点评：本方是治疗食积的通用药方。相比较健脾丸而言，保和丸更侧重消除消化道本身的一些症状，如消化不良、腹胀等。）

大山楂丸 主要由山楂、神曲、麦芽等中药组方。能开胃消食，主要用于食欲不振、消化不良。

（老杜点评：本方相比较前两种中成药而言，其组方简单，轻度食欲不振、积食、消化不良可以用它。）

下来，我再谈谈脾主统血的功能，统，即统摄、控制。脾主统血就是指脾具有统摄血液在脉管内运行，不使其逸出脉外的作用。从这里可以看出，脾不但能造血（即脾主运化功能的体现），还能统血，即管理血的功能，所以临床上把皮肤特别容易出现瘀青，女性经血过多，行经时间过长，甚至崩漏等现象，都可以称之为脾不统血。

养生实录二

脾与月经的关系

花在丛中笑：我今年23岁，还没有结婚。大约从去年底开始，几乎每个月我都在为我的例假而苦恼。每次例假，老是拖拖拉拉前后有10天左右才能干净，量倒也不多，颜色可鲜红。而且最近老感觉浑身乏力，没精神，老喜欢睡觉，胃口也不太好，吃一点就感觉饱了。

老杜有话说：你的这种情况，应该主要和你的脾胃虚弱有关。当你的脾虚其运化功能下降，你就会出现"胃口不好"，"吃一点就感觉饱了"，而导致气血来源无本，你全身营养不足，就会出现"浑身乏力，没精神"。当你的脾虚不能统血时，例假就容易出现行经时间长，拖拖拉拉老不完。而且行经时间过长会进一步加重你气血不足的症状。

所以，我建议你应该加强脾胃的保养，以健脾养血为原则，可以参照以下方法进行调理：

其一，可以口服一段时间健脾丸和复方阿胶浆（用量按说明书服用）。

其二，每天晚上可以艾灸足三里、关元、神阙（即脐正中）3个穴位。每个穴位灸到发红充血即可。注意不要烫伤，先灸半个月。

其三，可以多食一些健脾胃，养气血的食物，如南瓜、小米、山楂、大枣、桂圆等。

其四，少食一些辛辣刺激性食物。

神阙
（神阙位于脐正中，民间有许多脐疗的方法，就是利用此穴，因此穴为多气多血之穴。但由于其位置特殊，一般不点按，不针刺。可以艾灸或敷一些中药。）

神阙穴位图

温馨提示

复方阿胶浆 主要由阿胶、红参、熟地、党参、山楂等中药组方。主要用于气血两虚,头晕目眩,食欲不振,以及贫血等。

(老杜点评:本品重在补血,凡血虚(或贫血)均可服用。)

南瓜 其性平味甘。可以健脾益胃,润肺,解毒。由于其性平和,男女老少皆可食用。又由于它善健脾胃,但又不会增肥,可为女性常用保健食物。现代营养学认为,南瓜中含有丰富的果胶,可以延缓肠道对糖和脂肪的吸收,能中和并清除体内一些重金属元素和部分农药,故有一定解毒作用。

由于南瓜中含有较高的钴元素(是胰岛细胞合成胰岛素所必需的微量元素),所以南瓜可以作为糖尿病患者的保健食物。

(老杜点评:南瓜常可蒸、煮、炒等方法食用。特别推荐食用方法,可以把南瓜切成小块,放入盘中,再浇上2~3勺蜂蜜蒸30~40分钟即可,注意糖尿病患者不加蜂蜜。)

小米 又称粟米。其性凉味甘,可以和中益胃,除热,解毒。由于小米最善健脾胃而不上火,对于体弱多病、产后、大病初愈者尤为适合。现代营养学认为,小米含有丰富的维生素和矿物质,其膳食纤维、维生素 B_1、维生素 B_2、铁、锌等均比大米含量高。

"一方水土养一方人"。陕西有句谚语:"米脂的婆姨,绥德的汉",说的是陕北米脂县和绥德县多美女帅哥。据说四大美女之一貂蝉就是米脂县人。我看与此地盛产小米，喜吃小米有关。老杜对小米情有独钟。

（ 老杜点评：小米可煮干饭，又可煮稀饭食用。特别推荐：小米煮粥，亦可加5~6枚陕北大枣，真是滋补保健佳品，每天食之，妙不可言）。

山楂 也称为山里红果。其性微温味酸甘，可以消食健胃，行气消滞，活血化瘀。有很高的营养和药用价值。尤擅消肉食积滞，所有喜食肉食，又怕增肥的朋友，一定要记住山楂，食肉后可食1~2颗山楂果或山楂丸。

现代营养学认为，常食山楂，能扩张血管，增加冠脉血流量，有一定的防治心血管疾病之效。其所含的维生素C、胡萝卜素和微量元素等可以减少氧自由基的生成，从而可以抗衰老。

（ 老杜点评：山楂常可煮、蒸、煲汤等方法食用。特别推荐食用方法，可取适量生山楂片，泡水如茶饮，可以健胃消食，预防心血疾病和抗衰老之效。另外注意：市场上一些山楂小食品，由于含糖过高，不可多食。）

桂圆 又称龙眼。其性温味甘，可以健脾益气，养心宁神，补血。是健脾益智常用保健食物。

（ 老杜点评：由于桂圆性温，一次不可多食，以防上火。桂圆常可生食，或取果肉煲汤。特别推荐食用方法：取干龙眼肉泡水如茶饮，简单有效。）

养肝说

养肝歌:

　　肝为刚脏喜舒畅,

　　又能藏血调血量。

　　肝若失调气要滞,

　　眼干易怒面青黄,

　　乳房易病月经乱。

　　养肝先要情志爽,

　　常揉太冲①阳陵泉②。

　　妇女尤要把肝养,

　　妇科良好乐逍遥。

温馨提示

　　①太冲　为肝经一穴位,位于第一、二跖骨底前下方凹陷处,详见第三讲的相关文章。

　　②阳陵泉　为胆经一穴位,位于腓骨头前下方凹陷处,详见第三讲的相关文章。

　　这是一首我编写的养肝歌。"肝病"是现代社会很常见的一类疾病,由于一些"肝病"预后比较差,所以一部人甚至谈"肝"色变。

这其实是没有必要的，很多"肝病"是可以防治的。

而且，对于肝功能的认识，中医和西医有很大的不同，人们很容易混为一谈。并且，祖国医学中有一整套防治"肝病"的方法。

所以，在这里，我们首先谈谈中医和西医对肝的不同认识（很重要!）。

1. 现代医学对"肝"的认识

肝位于人体右上腹，大部分被胸廓所掩盖，仅有很小部分，即肝的下缘直接接触腹壁，可以用手触诊。

现代医学认为肝是人体最大、血管极为丰富的腺体。它接受双重的血液供应，即接受肝动脉供血外，还接受肝门静脉的注入，以保证"肝"的旺盛的新陈代谢。

肝是人体非常重要的器官，人不能离开肝脏而存活。肝的功能极为复杂和重要，它是机体新陈代谢最活跃的器官之一。

肝的功能，可以简单地概括为五个方面：

其一，新陈代谢功能。肝参与了糖、蛋白质、脂肪三大营养物质的代谢。如果肝功能受到损伤，三大营养物质的代谢都会受到影响。

其二，肝的解毒功能。人体内的激素以及药物、酒精等物质的转化与解毒绝大部分都是在肝脏中进行的。在严重肝病时，肝的解毒功能下降，体内有毒物质就会蓄积，从而会对其他器官进行损害，以及对肝本身的损害。

其三，肝生成和分泌胆汁。胆汁储存在胆囊中，参与人体消化，尤其是脂类物质的消化和吸收。当一个人一吃油腻食物，就感觉不舒服，甚至恶心、呕吐，就要考虑肝胆的疾病了。

其四，参与人体凝血止血机制。当人体的血管破损时就会出血，如果创面比较小，伤口很快自行结个血痂而止血了，这就是人体凝血止血机制发挥作用的结果。肝参与了一些凝血因子的合成。当肝功能异常时，也会出现一些皮肤青紫、出血不止等现象。

其五，储血和调节循环血量的功能。由于肝有双重供血系统，因此肝的血容量比较大，可以参与人体循环血量的调节。

肝的五大功能，如下图所示：

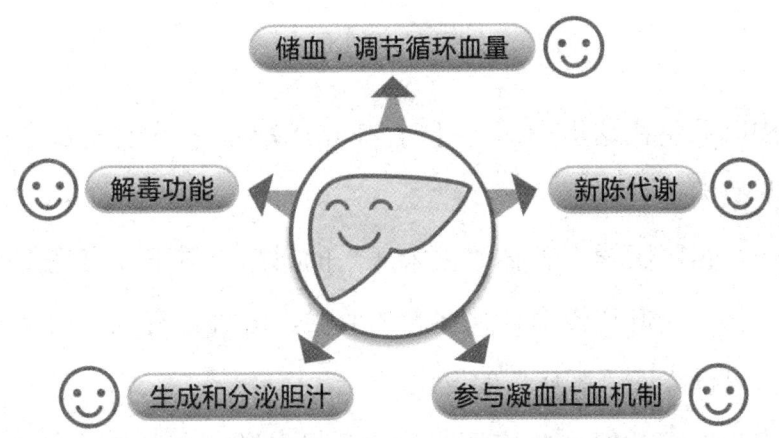

（西医）肝的五大功能图

另外，现代医学还认为肝细胞具有很强的再生功能，也就是说肝损伤如果还不很严重的话，肝很快就可以通过其再生的功能来修复，恢复其正常功能。

由上所述，西医认为肝确实很重要，严重的"肝病"，甚至会危及生命。而现代社会"肝病"，尤其是脂肪肝和传染性肝炎（如乙肝）发病率很高。而这两类"肝病"正处在一个非常重要的关键环节上，如果这时候，给予恰当的调理和保养，通过肝强大的再生功能，"肝病"就有可能逆转，甚至完全恢复健康。但是，如果到这时候还没有得到恰当的调理和保养，就可能发展向更严重的"肝病"（如肝硬化、肝癌），那就很麻烦了，到那时候，我们只会有更多的回天乏力的感慨。

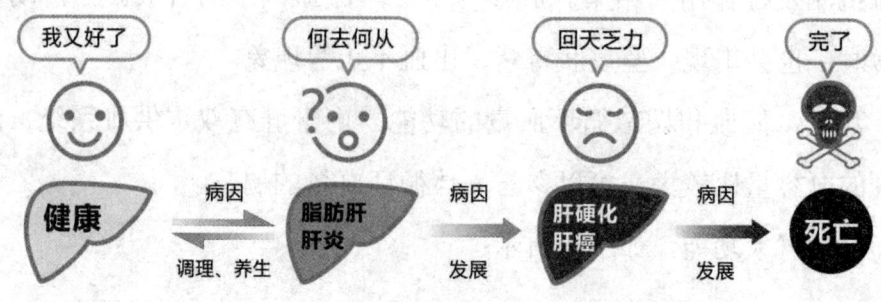

"肝病"演化图

而中医养生在这里（即"肝病"的防治方面）大有用武之地。我认为，其原因有三：

其一，祖国医学在整体"治未病"的思想指导下，有完整的预防养生的方法，在肝还没有任何问题的时候，就进行有规律的保养，从而根本上可以降低"肝病"的发生率。

其二，在现代医学临床还未检测出肝脏的任何异常指标的时候，而祖国医学就通过其特有的望、闻、问、切的诊断体系及时发现一些症状，尽早进行调理，从而减少肝发生真正的器质性病变的机会。（所以，当中医说你的肝有问题时，你千万不必紧张，因为你的肝可能还没有任何器质性病变，我们有的是机会和办法。）

其三，即使肝脏已经发生了一定的器质性改变（如脂肪肝、肝炎等），中医养生仍有一些特别的调理方法，有可能让病情逆转，甚至完全康复。

所以，在下面，我还是重点谈谈祖国医学对肝的认识，以及肝的一些日常养生的方法和理念。

2. 祖国医学对"肝"的认识

祖国医学认为，肝位于中焦（膈与脐之间），也是一个非常重要的脏，而且在肝与人的情志，肝与女性乳房、月经关系等方面均有独到见解。

肝的主要功能集中在两个方面，一个是肝主藏血，另一个是肝主疏泄。

我首先谈一下肝主藏血的功能。

肝主藏血，就是指肝具有贮藏血液、调节血量以及防止人体出血的功能。故，中医中也称肝为"血府"。

人体血液作为人体三大营养物质（气、血、津液）之一，非常重要，与心、脾、肝等脏都有密切关系。为了防止大家混淆，我简单的理一下它们与血的关系。

脾，为气血生化之源，也就是具有造血的功能，同时还具有统血（即管理血）的功能；心主血脉，即心是动力，可以推动血在脉管里运行，以营养全身；肝主藏血，它是一个血府，就像长江上的三峡大坝一样，可以起到旱时放水，涝时蓄水，调节人体血量。所以心、脾、肝三脏对于血液而言，各司其职，密切配合。所以有关血证，可能是多个脏的功能异常，这也从另一个方面反映了中医的整体观。如下图所示：

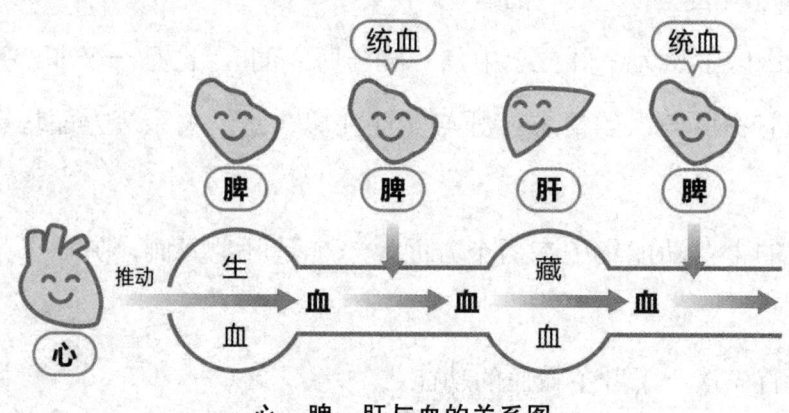

心、脾、肝与血的关系图

肝主疏泄的功能可以认为是肝最重要的一个功能，也是中医关于肝功能认识很有特色的一部分。疏，即疏通；泄，即排泄，发泄。肝主疏泄是指肝具有保持全身气机（即气的升降出入运动）疏通畅达的意思。

肝主疏泄，对人体生理功能的影响，主要表现为以下五个方面：

其一，对全身气机的影响。中医认为，气是人体最重要的营养物质，位于三大营养物质（气、血、津液）之首。气主动，即气只有在运动中才能营养全身，而血和津液的运行，也有赖于气的推动作用。气一旦运行不畅，即气滞了，就会导致血瘀和津液运行不畅等许多问题。

而肝的生理特性就是升、动、散。其疏，可使气的运行通而不滞；其泄，可使气散而不郁。从而使保证气的运行正常。

但是如果肝的疏泄功能出现问题，那么气的运行也就会出现问题，即肝郁气滞。如果滞在胸，则会出现胸闷，两胁胀痛，善太息（唉声叹气）等现象。女性进一步发展，还会出现乳癖（即乳腺增生）等。如果滞在咽喉，则可以形成"梅核气"（即咽喉异物感，如梅核塞于咽喉，吞之不下，吐之不出）。如滞在腹，则会出现腹胀、腹痛等。如

下图所示:

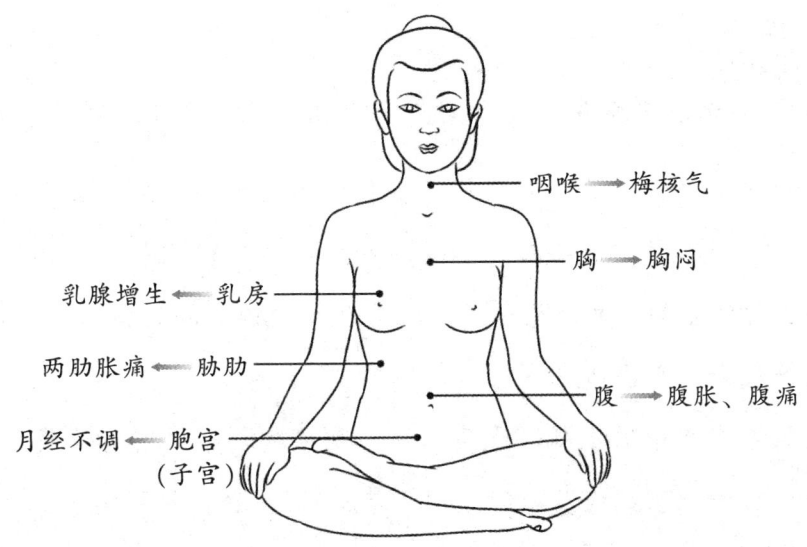

咽喉 ➡ 梅核气

胸 ➡ 胸闷

乳腺增生 ⬅ 乳房

两肋胀痛 ⬅ 胁肋

腹 ➡ 腹胀、腹痛

月经不调 ⬅ 胞宫
　　　　　(子宫)

与肝郁气滞有关的症状和疾病图

养生实录三

肝与乳腺增生

伊之花:我今年35岁了,去年3月份单位体检时,查出右侧乳房有两个呈蚕豆大小的肿块,后诊断为良性乳腺小叶增生。后来就到中医院治疗,吃了两个月汤药,外敷一些中药后,感觉肿块不见了,就停止用药了。最近一个月又感觉右侧乳房疼痛,又能摸到一个小肿块,尤其在月经前或生气后更明显。因为上班忙,不方便吃汤药,就吃医生开的两种中成药(乳癖消和逍遥丸),但是感觉效果不大。请问中医还有什么好办法?

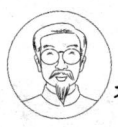**老杜有话说**:你是做什么工作?

伊之花：在单位做售后服务，主要是负责解决一些售后客户的投诉和纠纷。

老杜有话说：乳腺增生，是以乳房单侧或双侧出现肿块，经前痛胀明显为特征的一类疾病。现代女性，尤其是成年女性最常见病之一，有资料显示成年女性该病的发病率至少在50%以上。现代医学认为乳腺增生的发病原因很多，主要认为是内分泌失调，尤其是雌、孕激素分泌失调有密切关系。

乳腺增生在中医上属"乳癖"这一类疾病，很早就有记载。祖国医学对此有一个基本认识，认为"气滞成癖"，癖，即肿块的意思。主要与长期不良情绪（如烦躁、易怒、闷闷不乐等）的刺激和肝郁气滞等有关。而且肝郁与不良情绪刺激互为因果。肝郁可以导致不良的情绪，而不良情绪可以导致和加重肝郁。长期肝郁气滞，气滞则成癖，就形成了乳癖，即乳腺增生。

乳腺增生另一个重要特点，就是容易反复发作，尤其是不良情绪的刺激，生活习惯的不规律等影响，很容易发作。你现在就属于这种情况，再次发作。你现在服用的逍遥丸和乳癖消可以继续服用，乳腺增生的内调方药基本就是这一类（即以疏肝理气、活血化瘀、软坚散结为原则组成的配方）。

我再给你以下几个建议，对于你早日康复有帮助。

其一，尽量保持良好的情绪。开朗、乐观的情绪是调理乳腺增生的一项重要方法。我注意到你现在的工作环境容易产生不良的情绪，你记住，情绪是可以调控的。

其二，推和敲两条经，点按4个穴。每天早晚，用手掌根推足少阴肾经（下肢段）从下至上30遍，手握拳状敲足少阳胆经（下肢段）从下至上30遍，然后，分别点按三阴交、血海、太冲、膻中四个穴位，每穴1~3分钟。

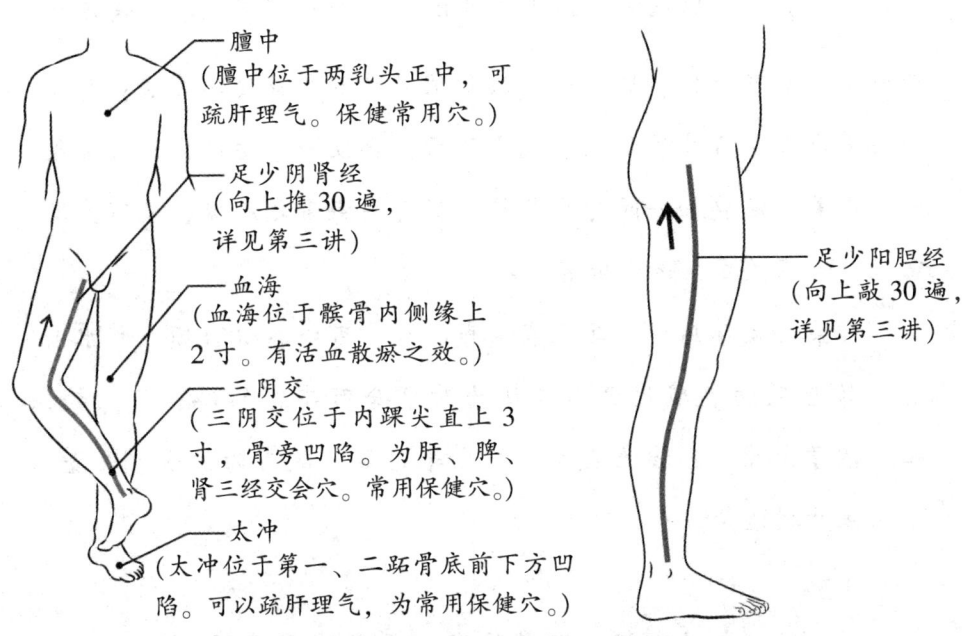

足少阴肾经、足少阳胆经与膻中、血海、三阴交、太冲等穴位图

其三，多食海带、紫菜、菠菜、芹菜等。

其四，喝养生茶。把陈皮20克、玫瑰20克、菊花10克、生决明子10克混合，每天取少许（每次10克左右）泡水如茶饮。

其五，注意穿合适的胸衣，尤其不要太小，太紧，以减少物理刺激。

🖋 **温馨提示**

海带　又称昆布。其性寒味咸，具有软坚散结，利水消肿之效。常食可令头发乌黑亮泽。现代营养学认为，海带含有丰富的碘和钙、铁、锌、硒等微量元素。常可用于妇女、儿童的保健，亦适合电脑工作者（常食用，其具有一定抗辐射之效）。

老杜点评：由于海带性寒，平素脾胃虚弱，便溏稀者少食。常可凉拌、煲汤等方法食用。特别推荐食用方法：可以把海带切成2~3寸的细长条或小斜角，再切一个番茄，几片菠菜叶。记着一定要加一两勺生姜粉，既可去海带之腥味，又可克其寒性，烧汤饮之，老少皆宜。）

紫菜　又称乌菜。其性寒味咸、甘，可以养心除烦，利水消肿，软坚散结。现代营养学认为紫菜含有丰富的碘、钙、铁、磷、胡萝卜素、B族维生素、维生等C等，故常为妇女、儿童、老人保健之佳品。

老杜点评：紫菜性寒，平素脾胃虚弱，便稀者少食，多食可致腹胀。多用于烧汤、做馅之用。特别推荐食用方法，取紫菜少许放入烧开的水中，取1个鸡蛋打成蛋花，做成紫菜蛋花汤，记得再放少许盐，一两勺生姜粉，几个葱花即可。可养心除烦，补虚之效，而又不致寒凉伤胃）

菠菜　其性平，其味甘，可以养血，平肝，止血，润燥，促排便。是常见具有保健功效的蔬菜。现代营养学认为菠菜富含铁、维生素和类胰岛素样物质，故常可用于贫血、夜盲症、糖尿病、便秘等的保健。尤其以其清肠通便，养血之效更强，故能养颜保健。另由于其归肝经，故有平肝解郁之效。

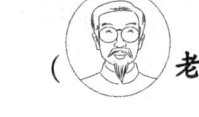**老杜点评**:有胆囊结石、输尿管结石等结石病慎食。常可炒、凉拌、烧汤等方法食用。特别推荐食用方法:菠菜用开水一烫,凉拌更佳,其所含营养物质不易被破坏)

芹菜 又称香芹。其性凉,味甘、辛、微苦,能平肝、清热、利水、解毒、通便等,尤其擅长疏肝、通便。是常见具有保健功效的蔬菜。现代营养学认为芹菜含有丰富的膳食纤维、铁、钙、维生素,具有一定的降压作用。

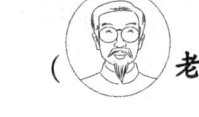**老杜点评**:芹菜叶也含有丰富的营养物质,食用时不应丢弃。便稀者少食,低血压者少食。常可炒、凉拌、烧汤等方法食用。特别推荐食用方法:用开水烫一下芹菜,凉拌食用更好)

陈皮 即橘皮。中医认为橘皮以陈久者为佳,故常称陈皮。其性温,味辛苦,能疏肝理气,健脾,祛湿,化痰,止咳。是常见的保健中药。

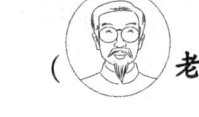**老杜点评**:陈皮保健可以泡水如茶饮,简单、有效,但须注意陈皮性温,易"上火"者可加菊花、金银花等防上火,每次可取3~5克。)

玫瑰 是常用美容、保健中药。其性温,味甘、微苦,可行气解郁,活血止痛。

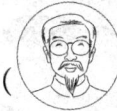**老杜点评**:玫瑰用于美容保健时,常可泡水如茶

饮，但须注意，玫瑰性温，易上火者可加菊花、荷叶等同用，每次取 3~5 枚泡水即可)

生决明子　又称为草决明，是国家卫生部首批公布的 69 种药食同源资源之一。其性微寒，味甘苦，有清肝、明目、利水、通便之效，具有降压、降脂、保肝、抗菌、减肥等作用，是现代常用美容保健中药。

(　**老杜点评**：美容保健可取许少许（3~5 克）泡水如茶饮，脾胃虚弱、便稀者慎用)

其二，肝对人的情志（情绪）的影响。人的情志活动主要是心主神的生理功能，但也与肝的疏泄功能密切相关。这是因为人的正常情绪活动主要依赖于气血的正常运行。而肝主疏泄首先就会影响气机（即气的运动），进而影响到气血的运行，进一步影响到人的情绪。反之，人的不良情绪也会影响气血运行，进而影响到肝的疏泄功能。其关系可见下图：

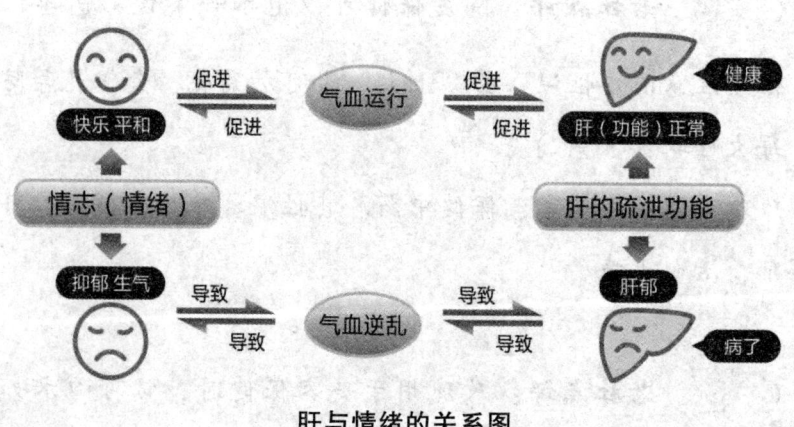

肝与情绪的关系图

可见, 保持良好的情绪, 也是养肝、养生的一个重要方法或条件。

其三, 肝的疏泄功能对脾胃功能的影响。当肝不能正常疏泄 (即肝郁) 时就会出现气滞, 气滞进一步会影响到脾升胃降这个正常的生理现象 (即脾胃失和), 这时就会出现腹胀, 食欲不振, 口淡无味等现象。

养生实录四

肝与情绪、饮食的关系

一次, 我和一位朋友去饭馆去吃饭。可是当我们坐好之后, 因上菜先后问题, 我的朋友赵姐与邻桌吵了几句嘴。后来, 我们又重新换了个包间。

这时候饭菜全上来了, 可是赵姐却没了胃口, 说: "气都被气饱了, 哪还能吃下饭。"我一看她果真还是一副"气鼓鼓"的样子。我就故意问她: "嘿, 赵姐, 你刚才还那么饿, 这一生气, 怎么反而不饿了呢?"赵姐一想: 是啊, 怎么就一点胃口都没有了呢, 肚子还觉得胀胀的。我看她一脸的生气转为一脸的诧异, 就说: "这都是因为你刚才生气惹的。你刚才一生气就影响到肝的 (疏泄) 功能, 肝的 (疏泄) 功能异常又影响到脾胃的 (运化) 功能, 而脾胃 (运化) 的功能就是专管我们的饮食消化, 当脾胃 (运化) 的功能受到影响, 我们的饮食消化就会受到影响, 也就会感觉没有食欲, 没有胃口了。而且当肝 (疏泄) 功能失调时, 人体的气的运动也会失调, 气就会停滞在胸、腹等部位, 我们就会感觉'气鼓鼓的', 一种饱腹感。"

"哦, 原来是这样", 赵姐若有所悟道。"嘿, 我现在又感觉饿了"赵姐说。

"那当然, 当你气消了, 肝的功能又恢复正常了, 脾胃功能也恢复正常了，也就有胃口了"我说。

所以，养生的第一要诀就是情志养生，也就是说保持良好的情绪，是维持脏腑正常生理功能的一个重要条件。如下图示：

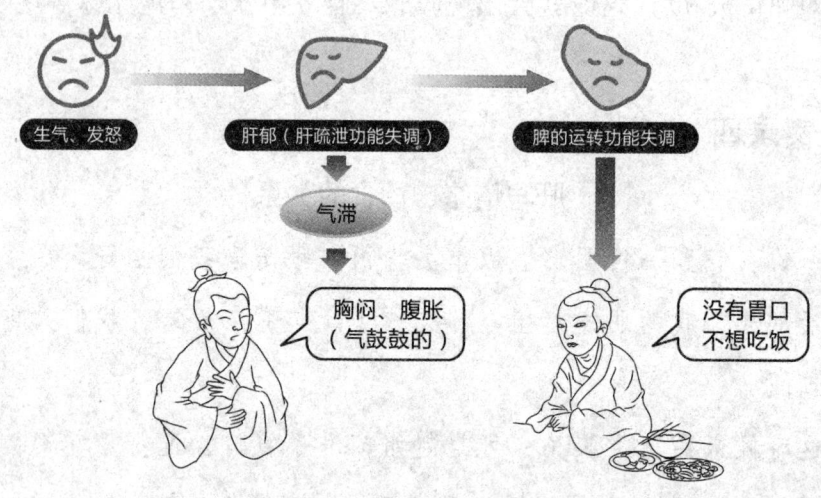

情绪和肝与饮食的关系图

其四，肝的疏泄功能对胆汁排泄的影响。成语"肝胆相照"的最初含义就是取自中医，也就是说肝和胆功能密切联系，相互影响，肝的余气化生了胆汁，贮藏于胆中。当肝的疏泄功能正常，胆中的胆汁才能正常排放于肠内促进油性食物的消化与吸收。如果肝的疏泄功能失调，那么胆汁的生成和排泄都会受到影响，就会出现口苦，胸闷，消化不良，甚至黄疸。

其五，肝的疏泄功能对女子月经和男子排精的影响。女性月经是女性生理的一个重要特点，也是女性身体健康的一个信号灯，月经一旦出现问题，就标志着女性身体，其脏腑功能，气血功能出现或多或少的问题。因为，女性月经与人体肝、脾、肾等内脏功能有密切关系。如下图所示：

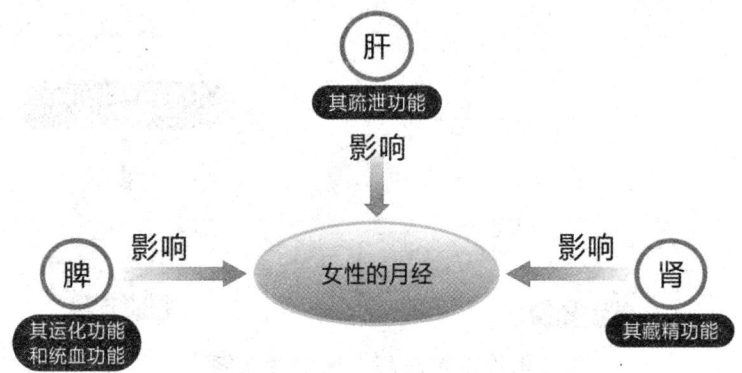

月经与肝、脾、肾的关系图

在这里，重点谈谈肝与月经的关系。肝的疏泄功能正常，则气机（气的运动）疏畅，进而可以推动女性月经按时来（即周期正常），经行通畅；如果肝的疏泄功能失调（如肝郁），则气机紊乱，月经就会出现周期紊乱（如提前或者推后），经行不畅，甚至痛经等。

男性的生殖，男性的排精能力与肾关系密切，中医上认为"肾主藏精"。现在市场有很多"壮阳"药，大都为补肾补阳之药，然而一些人用了，其效果并不怎样，有些人甚至还出现流鼻血，咽喉疼痛等"上火"现象。为什么会这样呢？其实原因可能很简单，如果他们的肾、他们的"阳"并不虚，盲目滥用补肾壮阳之品，其效果当然也就不会好。他们的生殖功能，性功能低下，另有原因（如与肝）。

实际上，男性的生殖、男性的性功能主要是由肝肾两脏密切合作的体现。中医上认为肾主藏精，而肝主排泄。如果肝的疏泄功能异常的话，男性的生殖、性功能也会出现异常。而肝的疏泄功能又常常受到情绪，即精神因素的影响，也就是说精神因素也会影响到男性的生殖、性功能，尤其是长期抑郁、精神压力过大等。这方面也应该引起大家的重视。如下图所示：

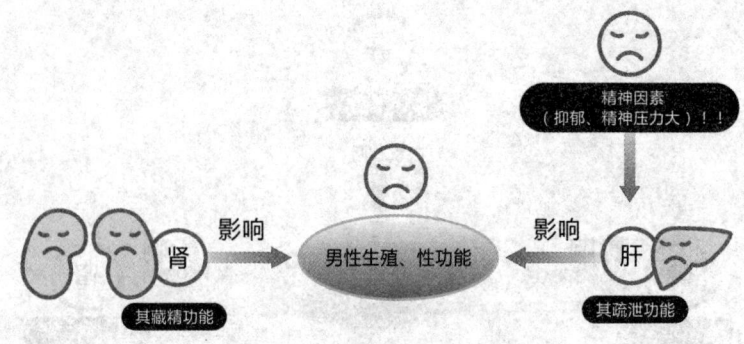

男性生殖与肝、肾的关系图

除了肝主藏血与肝主疏泄这两个重点功能之外，我们也应该了解肝开窍于目、在志为喜这两个功能。

肝开窍于目，是指肝的功能正常与否与人的眼睛密切相关。《黄帝内经》中说："肝气通于目，肝和则目能辨五色矣。"如果肝不藏血，则眼睛就会干涩；肝火太旺，眼睛就会红肿胀痛等。"清肝则明目"的意义也在于此。比如菊花、决明子能清肝，则就对眼睛就好，即具有明目功能。如下图示：

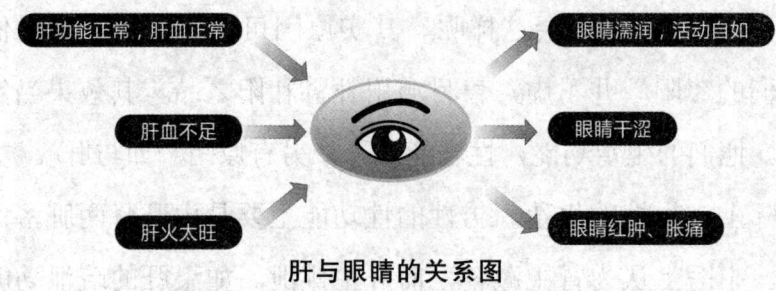

肝与眼睛的关系图

肝在志为怒，（我在前面已讲过），是指肝与人的情绪关系密切，尤其是生气、发怒等情绪，所谓"怒则伤肝"就是这个道理。所以养肝，要尽量避免这种不良的情绪。

养肾说

养肾歌:

人的根，肾是本，

根本藏精人不老。

肾若亏虚睡不好，

耳鸣腰痛易疲劳，

房事不和发易落。

养肾先要夜不熬，

牙齿常嗑①唾要咽②，

黑色食物③要常食，

常练"151养肾"④，

健康长寿子孙旺。

🖋 温馨提示

①牙齿常嗑　齿为肾之标，常嗑齿可以健齿养肾。

②唾要咽　唾液来源于肾，故有咽唾以养肾之说。

③黑色食物　指是黑米、黑芝麻、黑木耳、黑豆等食物，常食它们可以养肾。

④"151养肾"　指的是我编的"151"经络养肾功，详见第三讲的养生链接五。

这是一首我编写的养肾歌。"肾"是我们生活中说的频率很高的一个内脏。我们经常开玩笑说"肾虚"，到底是什么"虚"？经常说"补肾"，到底补什么？肾在人体生理方面有哪些重要的功能？我在下面就重点谈谈这些问题。

这些问题是很有中国特色，很有中医味的问题，因为这些问题里面所包含的理论是中医特有的理论。

首先说关于"肾虚"的问题。"肾虚"到底是什么虚？现在就可以明白地告诉大家：肾虚就是指肾精亏虚，这个"精"，就是指"精气"，是一种特殊的营养物质，贮藏在肾中，所谓"肾主藏精"就是指这个意思。

正如《黄帝内经》中说："肾者主蛰，封藏之本，精之处也。"

具体来讲，这个"精"，有广义和狭义之分。广义的精，指的是人体一切气、血、津液，包括从饮食中吸收的"水谷精微"都属于"精"的范畴，统称为精气。狭义的精，是特指生殖之精，受之于父母，与生俱来，故也称为"先天之精"。如下图所示：

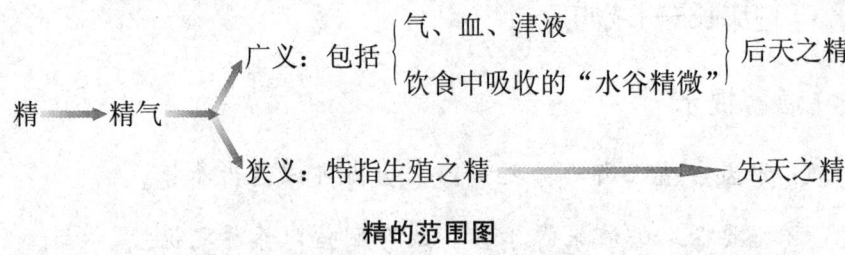

精的范围图

那么，肾精又有什么重要作用呢？简单地说：可以分为两个方面，一是促进机体生长、发育和生殖；二是维持和调节整个人体生理代谢活动。

关于肾精，即肾气（精化为气）的作用，在《黄帝内经》中有一段非常精彩的描述，现摘录如下：

"女子七岁，肾气盛，齿更发长。二七而天癸至，任脉通，太冲脉盛，月事以时下，故有子。三七，肾气平均，故真牙生而长极。四七，筋骨坚，发长极，身体盛壮。五七，阳明脉衰，面始焦，发始堕。六七，三阳脉衰于上，面皆焦，发始白。七七，任脉虚，太冲脉衰少，天癸竭，地道不通，故形坏而无子也。"

"丈夫八岁，肾气实，发长齿更。二八，肾气盛，天癸至，精气溢泻，阴阳和，故能有子。三八，肾气平均，筋骨劲强，故真牙生而长极。四八，筋骨隆盛，肌肉满壮。五八，肾气衰，发堕齿槁。六八，阳气衰竭于上，面焦，发鬓颁白。七八，肝气衰，筋不能动。八八，天癸竭，精少，肾脏衰，形体皆极，则齿发去。"

其中"天癸"，是指人体肾中精气充盈到一定程度时产生的一种精微物质，这种物质可以促进人体生殖器发育和维持人体生殖的功能。

由上可见，肾中所藏之肾精的盛衰，是人的生、长、壮、老、死整个生命历程中的根本因素。再说的通俗一些，就是人的整个生命过程，就是肾精的盛衰变化过程，整个人体的新陈代谢都事关肾精充实与否。

从这个意义上，所谓养生，就是养肾；要抗衰老，根本上是保养肾，防止肾的衰老。正所谓：人老肾先衰。

可见人们平时所说的"肾虚"，确实是大事情，小则事关生殖、性功能；大则事关生命盛衰过程，事关生死。

而且中国传统观念又特别重视传宗接代的事情，所谓"不孝有三，无后为大"。可见这个玩笑开得"够狠"，"够毒"，"正中命根"，哈哈！

关于"肾虚"的问题，我先谈到这里。

下面，我再谈谈关于"补肾"的问题。

肾既然是这么重要，养肾就显得很有必要了，而且肾一般没有实证，多为虚证。所以养肾，一般也就可以称为"补肾"了。

至于到底怎么补肾，这里面又有很大学问。"补肾"不等于"壮阳"。

要"补肾"，首先要解决一个问题，那就是关于"阴阳"的问题。因为肾虚常根据人体的阴阳盛衰情况，分为肾阴虚和肾阳虚两种情况，如果不分阴阳，贸然进补，不但不能取得预期的效果，甚至会适得其反。例如一些男性朋友盲目服用一些"补肾壮阳"药之后，出现"上火"的现象，就是典型的例证。

所以，补肾，首先要分清到底是肾阴虚，还是肾阳虚，然后再具体给予不同的补肾方案，这样才能取得好的效果。

为了大家更好的应用，我特地列了下表，分别列出了肾阴虚和肾阳虚的各自表现、各自特点以及各自调理方案，以供大家参考。

养生链接七

肾阴虚与肾阳虚的表现和其养生方法表（补肾表）

项目		肾阴虚	肾阳虚
	年龄	儿童、青年、中年、老年人	多见于中、老年人
	性别	男、女均可见	男、女均可见
	寒热	多怕热	多怕冷
	喜食	冷饮	热食
临床表现	舌象	舌红苔少，或无苔	舌淡苔白
	四肢	可有五心烦热	可见四肢冰凉
	腰背	可见腰膝酸软	可见腰膝酸软
	睡眠	易失眠、入睡困难	易多梦、易惊醒
	大便	多见大便干，甚至便秘	可见大便稀溏
	小便	色黄，量少	色淡，量多

续表

项目		肾阴虚	肾阳虚
	性功能	男性可见早泄、遗精 女性可见阴道干涩	男性可见阳痿、早泄 女性可见性欲低下
	生殖功能	可见不孕不育	可见不孕不育
	月经	可见月经不调	可见月经不调
常用中成药		六味地黄丸、左归丸	金匮肾气丸、右归丸
常用保健经络		足少阴肾经、足太阳膀胱经、手少阴心经	足少阴肾经、督脉
常用保健穴位		涌泉、三阴交、神门、太溪、至阴、劳宫等穴	足三里、关元、命门、腰阳关、大椎、太溪等穴
常用食疗		可多食山药、黑芝麻、黑木耳、核桃、银耳、麦冬等	可多食黑芝麻、核桃、桂圆、狗肉、羊肉、甲鱼、冬虫夏草等
起居注意		少熬夜（至少在晚11点前睡）	少熬夜（至少在晚11点前睡）
		节房事	节房事

📝 **温馨提示**

表中所提到的保健经络和穴位，详见第三讲的相关文章。

六味地黄丸　主要由熟地、山萸肉、山药、泽泻、丹皮、茯苓等中药组方，能滋阴补肾，主要用于肾阴亏虚所致的腰膝酸软、舌红苔少或无苔、口干嗜饮、怕热、五心烦热、盗汗、大便干、小便黄等。

（**老杜点评**：六味地黄丸为补肾阴的代表方药，但不可乱当保健药服用，需有肾阴亏虚的症状才能应用。古为儿科用药，今常为成人用药。）

左归丸 由熟地、山药、枸杞子、山萸肉，牛膝等中药组方，能补肾阴，填精髓，主要用于真阴不足所致的头目眩晕、腰膝酸软、遗精早泄、盗汗、口燥舌干、舌红苔少等。

老杜点评：六味地黄丸适用于阴虚内热，补中有泻；左归丸适用于真阴不足，纯补无泻。再说通俗些，肾阴虚轻者用六味地黄丸，重者用左归丸。）

金匮肾气丸 由桂枝、附子、地黄、山药、山茱萸等中药组方，能补肾助阳，主要用于肾阳亏虚所致的腰膝酸软、怕冷，或身半下常有冷感、阳痿早泄、水肿、舌淡苔白等。

老杜点评：金匮肾气丸为补肾阳的代表药方。不可乱当保健品使用，需有肾阳亏虚的症状方可用。）

右归丸 由肉桂、附子、地黄、山药、鹿角胶等中药组方，能温阳补肾，填精益髓，主要用于肾阳不足，命门火衰所致的怕冷，年老久病气衰神疲、腰膝酸软、阳痿早泄、便稀、舌淡苔白等。

老杜点评：金匮肾气丸是阴中求阳，右归丸是纯补无泻；故肾阳虚轻者用金匮肾气丸，重者用右归丸。）

山药 营养丰富，自古便视之为物美价廉的补虚佳品。既可入药，又可作为蔬菜食用。其性平味甘，可以益气养阴，健脾补肾，润肺，固精，止带，是常见的保健食物，男女老少均可食用。

（老杜点评：山药用于保健常可蒸、煮、炒、煲汤等方法食用。特别推荐食用方法：山药削皮切块，放入盘中，加入2勺蜂蜜（糖尿病患者不加），蒸20~40分钟即可食用。)

黑芝麻　又称乌芝麻，胡麻仁等。是常见的药食两用的保健食品。其性平味甘，能补肝益肾。现代营养学认为黑芝麻含有丰富的卵磷脂、叶酸等，具一定的预防老年痴呆的功效。尤其适合老人、儿童的保健。

（老杜点评：大便稀者，少食。保健常可炒、做馅等方法食用。特别推荐食用方法：把黑芝麻炒熟并打成粉，可加入米粉，早晚用开水冲成糊状食用，可加糖或盐。)

黑木耳　其色泽呈黑褐色，味道鲜美，营养丰富，是常见保健食物。其性平、味甘，能补气养血，润肺止咳，润肠通便。男女老少皆宜。现代营养学认为黑木耳含有丰富的铁、钙、硒等微量元素和维生素，常吃可养血驻颜，抗衰老，具有一定的预防心脑血管疾病和抗癌的作用，是值得推广的保健食物。

（老杜点评：鲜木耳含有毒素不可食用。便稀者少食。常可炒、烧汤、做馅、凉拌等方法食用。特别推荐食用方法：干黑木耳用水泡开后洗干净，与洋葱凉拌。可以养血宣肺，美容保健。)

核桃仁　也称胡核仁，其性温，味甘涩。能补肾益精，健脑乌发，温肺定喘，润肠通便。可用于肾虚、腰痛、乌发、阳痿、遗精、便秘、胃寒、宫冷以及保健益智，抗衰老等。男女老少皆宜。

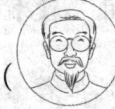

(**老杜点评**：大便稀溏者少食，一次食用不可过多，以防消化不良，导致腹泻。特别推荐食用方法：核桃夹裂，加盐炒熟吃补肾更佳，每天3~5颗即可。)

狗肉　味道醇厚。其性温，味咸、酸，具有温脾健胃，强肾壮阳之效。对于肾虚腰痛、小便频数、夜尿多、阳痿早泄、胃寒、宫冷者等均有良效。是常见的能温阳补肾的食物。

(**老杜点评**：由于狗肉性温，易发散，所以易"上火者"，痔疮患者等慎食，儿童少食。狗肉宜小火慢炖，等到肉烂汤香食用为佳。)

羊肉　在我国西北地区喜食，可能与食羊肉能御寒长气力有关吧。羊肉其性热味甘，能补肾，强筋，健脾，养血。为温补肾阳之佳品。

(**老杜点评**：由于羊肉性热，易发散，所以易"上火"者，以及儿童应少食。)

　　冬虫夏草　也称虫草。由于其滋养保健效果好，且主产地在青藏高原，产量低，故价格昂贵。其性温味甘，尤其适合肺肾两虚者，如老慢支患者，早衰者等。具有保健、抗衰老、美容之效。

(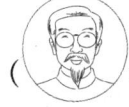 **老杜点评**：易"上火"者和儿童慎用。保健推荐使用方法：泡酒饮用，或把虫草研末冲服，一天一条即可。)

　　除了上述肾主藏精的功能之外，肾还有许多功能。如肾还具有主水的功能，指的是人体内的水液（即津液）代谢也需要肾的管理和调节。如果肾虚不能主水了，会出现小便过多或过少等排放异常，甚至尿失禁；会出现排汗异常，如盗汗（夜间睡觉时出汗，多为阴虚），自汗（动则汗出，多为阳虚）；会出现水液滞留于体内而形成水肿、肥胖等疾病。

　　肾还主生长、发育，主骨生髓，其华在发，开窍于耳及二阴（即前阴外生殖器和后阴肛门）等。也就是说人的生长、发育，以及骨、髓、发、耳以及二阴均需肾精来濡养。一旦肾精不足，即肾虚时，人的生长发育，它们的形态和功能都会受到影响，甚至生病。

　　另外，我们在保养肾时，要注意到情绪因素。中医上有"肾在志为恐"、"恐则伤肾"之说。也就是说，恐惧这种不良的情绪易伤肾，因为肾藏精而位置居下焦（脐以下），肾精要营养全身，必须要向上散布到全身，而"恐则气下"（例如你在受惊吓或紧张时想小便就是例证），使肾精不能上，而向下，进而影响全身的新陈代谢和机能。所以，平常保养应尽量避免恐惧等不良的情绪，如不看或少看恐怖片等，也不要恐吓别人，尤其是对于老人和孩子而言。

综上所述，我们可以看到"肾"的确很重要。养生在一定意义上就是抗衰老，抗衰老就是养肾，正如我在养肾歌中所言："人的根，肾是本，根本藏精人不老"。

养生链接八

肾与人体关系图

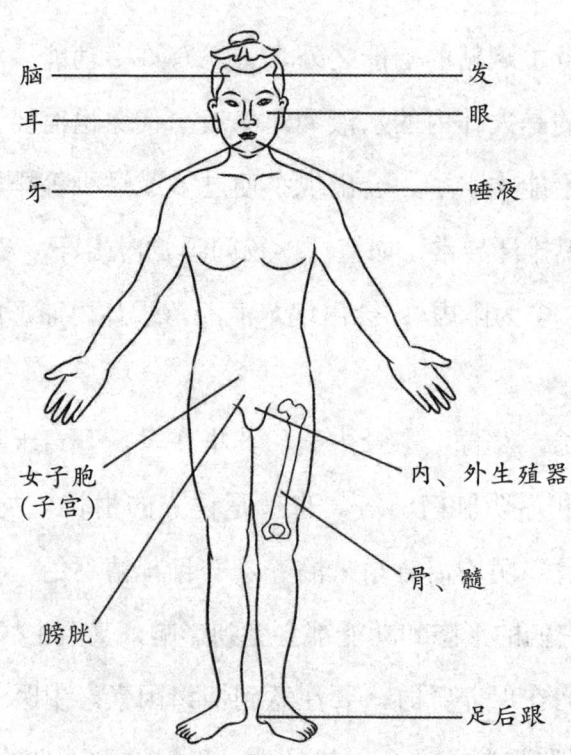

脑　　发
耳　　眼
牙　　唾液

女子胞（子宫）　　内、外生殖器

骨、髓

膀胱

足后跟

与肾关系密切的人体器官或部位图

第三讲

经络通，则百病除

经络理论，是祖国医学中特有的理论。不管是在理解人体生命活动的规律方面，还是在诊断人体的健康状况方面，以及在调理疾病、养生保健方面，都离不开经络。

正如《黄帝内经》中所言："经脉者，所以决死生，处百病，调虚实，不可不通"。

我们将会在学习和应用经络知识过程中，逐渐感悟到中医养生文化的精妙所在。

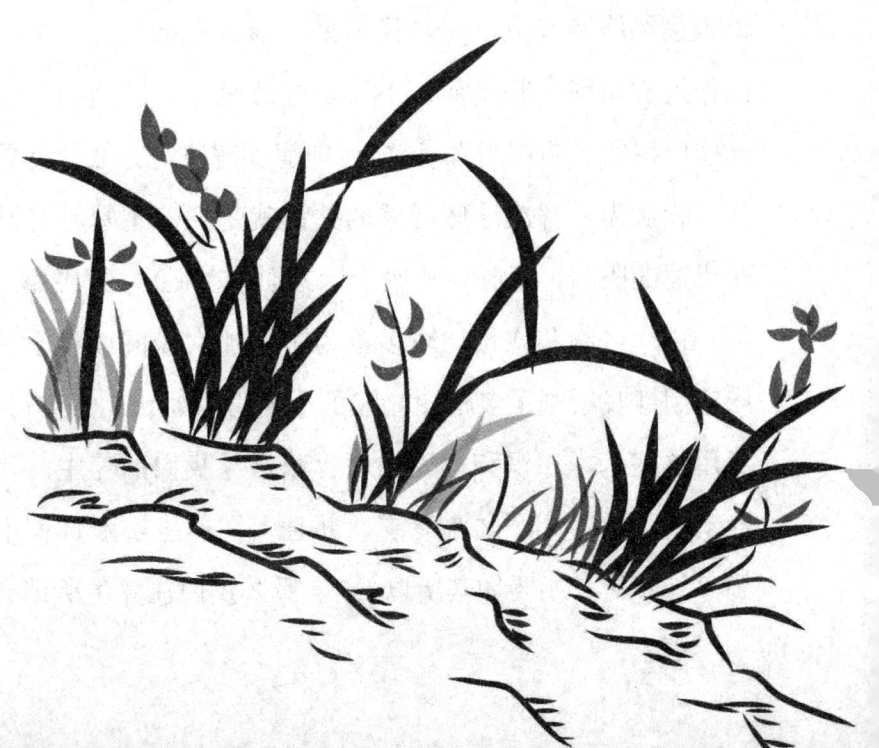

到底什么是经络（经络养生的本质）

经络养生，在目前很盛行，在很多养生书籍和养生讲座中也常谈到。这可能与经络养生本身所具有的方便、安全，且有效的特性有关。

但是，在经络养生的实践过程中，由于种种原因，经络养生到现在为止，并没有统一的教材，没有统一的操作规范。所以在理解经络养生的实质和经络养生的一些操作上，经常会遇到一些困惑我们的问题，尤其对于一些（没有中医学背景的）中医养生爱好者而言，更是如此。

我试着收集了一些这方面的问题，大概可以分为以下三类：其一，什么是经络？经络是不是真的存在？经络为什么能养生？也就是关于经络养生的本质和原理方面的问题；其二，在实际应用过程中，经常记不住经络和穴位，有时找不见，或找不准等方面的问题；其三，在操作过程出现一些现象，不知是好还是坏？甚至由于操作不当，出现一些所谓的"副作用"，该如何理解和解决等方面的问题。

我认为，解决这些问题的关键就是把养生基础打好（例如我在前面讲述的阴阳、五脏等就属于这方面的基础），把经络、穴位的基础打好（由于经络和穴位比较多，为了增加大家阅读和学习的趣味性和临床实用性我绘制了多幅图，编了不少简单歌诀，大家可以多留意），然后用这些基本知识和理论去理解和指导我们的养生，我们的养生实践活动就不是"无源之水"了。并且，在养生实践过程中，争取逐步做到"知其然，还要知其所以然"。那么我们在养生所遇到的问题和困惑就会越来越少了，并且不管在"学"，还是在"用"中医养生过程中，你会更多地发现"乐在其中"，达到一种新的养生境界。

下面，就让我们从熟悉经络养生的基础——经络开始吧！

到底什么是经络？追根溯源，经络理论的出现可以推到 2000 多年前，甚至在中医巨典《黄帝内经》之前，就已经出现了（在 1973 年长沙马王堆帛书所记载的《足臂十一脉灸经》就是例证）。

经络理论应用也很广泛，不仅在中医，而且在中华武术、气功等领域均有应用。

在中医方面，经络不仅用在外治法如针灸、按摩、刮痧、拔罐、足道等方面，也用在中药、食疗等方面。

简单地来讲，经络，经即径，是大通道的意思；络，即网络，小分支的意思。所以，经络从字面意思来看，经络就是通道，即人体内的通道而已，只是人肉眼看不到。如下图所示：

经络 { 经，即径——大通道 络，即网络——小分支 } （人体内的）通道 功能→ 运输 联络 调节

经络讲解图

这个"通道"就像在现实社会中的道路一样，具有三个重要功能：其一，经络具有运输的功能，即运输人体内气、血、津液等营养物质，以营养人体的五脏六腑（内脏）、皮肤、毛发、四肢等，以维持它们的形态和生理功能。

当经络通畅时，人体的各个部位和器官就会得到充分营养，来维持正常的生命活动，人体就健康；反之，当经络不畅，气血不通时，人体就会出现各种亚健康现象或疾病。正如中医中所说："通则不痛，痛则不通"。

从这个角度去理解，中医治疗，就是用一些方法把阻滞的经脉再疏通，就可以解除病痛，恢复健康；中医养生，就是用一些方法来维持人体经络通畅，就可以维持人体健康。如下图所示：

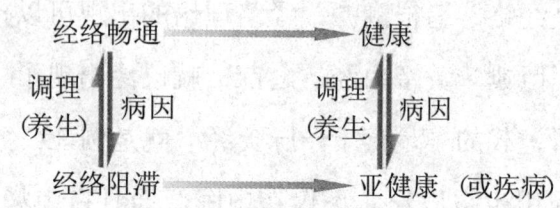

经络与调理（养生）、健康、亚健康、疾病的关系图

其二，经络具有联络功能，即具有把人体各部位和器官联络成一个有机整体的功能。

我在本书第一讲中就谈到中医养生的首要观念就是整体观念，现在看来，这个整体观的重要理论支撑就是经络。

人体各部位和器官分别具有不同的生理功能，同时它们之间密切配合、协调来共同完成一个有机整体的活动，即人体的生命活动。这个过程就是完全依靠经络的联络功能来实现的。

这样，人体就不是一盘散沙，而是一个有机整体。

但是，也正是这种复杂的联系，也使得人体疾病的表现与病因之间的关系也就比较复杂，给正确诊断带来一定的困难。

例如，当一个人经常耳鸣，他的真正病灶可能是他的耳朵（如中耳的鼓膜内陷所致），也可能是在他的肾出现了问题（肾开窍于耳），通过经络的传导，而表现在耳部。

如下图所示：

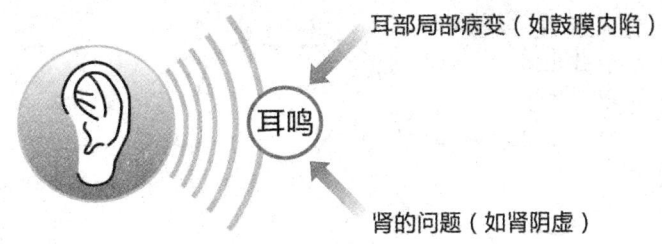

"耳鸣"病因图

再例如，当一个人经常脚后跟痛，可能是脚后跟的局部病变引起（如局部骨质增生，或穿鞋不合适），也可能是产后气血亏虚或房劳过度，伤及肾精所致（在足道穴位中，足跟为肾区九宫的位置）。如下图所示：

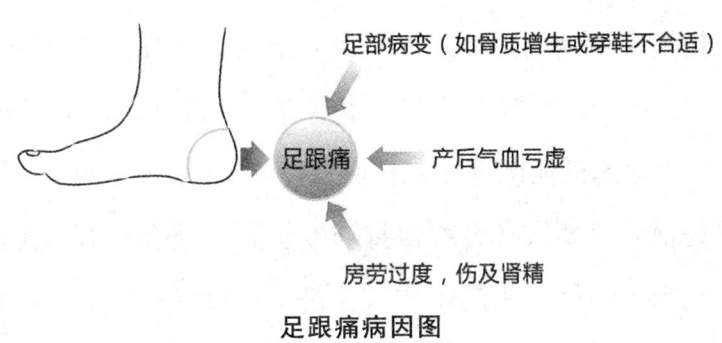

足跟痛病因图

另外，也正是由于经络的联络功能，也使得中医养生或治病的方法可以是多样化（有内调、有外治、有近治、有远治等）的重要原因之一。

例如，当一个人吃饭不合适，导致胃部疼痛，我们如果用经络养生的一些方法去缓解其疼痛，取穴位时可以近取中脘，也可以远取内关和足三里，更常用远近结合取，效果更好。如下图所示：

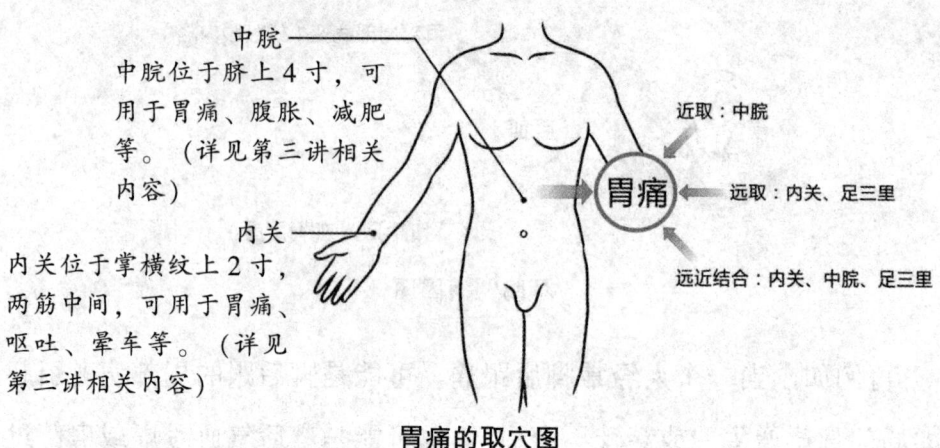

胃痛的取穴图

中脘
中脘位于脐上4寸，可用于胃痛、腹胀、减肥等。（详见第三讲相关内容）

近取：中脘

胃痛

远取：内关、足三里

内关
内关位于掌横纹上2寸，两筋中间，可用于胃痛、呕吐、晕车等。（详见第三讲相关内容）

远近结合：内关、中脘、足三里

其三，经络还具有感应各种体内、体外的信息，进而调节人体各种机能，维持人体阴阳平衡的功能。

人体处在不同的环境中生存，体内、体外在不停地发生各种变化。经络系统作为人体的信息系统，可以感受来自人体内外环境的各种变化，并传导给相应的内脏、四肢、皮毛等各种器官，作出不同的反应，以维持人体内动态的阴阳平衡，从而保持健康。

也就是说，只要人体经络保持通畅，人体就会具有一定的自愈能力。这样看来，经络养生的本质，就是要维持经络的通畅；经络养生的最大意义，就是维持或激发人体的自愈潜能，如下图所示：

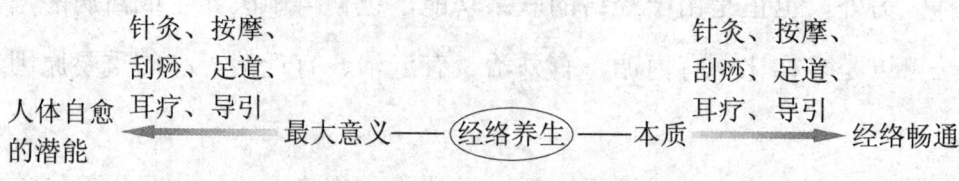

人体自愈的潜能　←　针灸、按摩、刮痧、足道、耳疗、导引　最大意义——经络养生——本质　针灸、按摩、刮痧、足道、耳疗、导引　→　经络畅通

经络养生的本质和意义图

经络与穴位的关系（经络养生的原理）

祖国医学认为，经络和穴位密不可分。

我们一谈到"穴位"，很多人马上就想到武侠小说和武侠电影中的"点穴神功"。其实，在中华武术中，点穴功是存在的，只是没有小说、电影那么神奇，而且其所用到的穴位大都来自中医针灸中的穴位。

穴位，也称为腧穴，腧，即输，运输的意思；穴，即空隙，凹陷之意。一谈"运输"，我们就会想到经络——人体内的通道。这说明经络与穴位关系密切，穴位可以理解为经络上的关键点、枢纽点，就像在交通道路上的十字路口、三岔路口一样。因此，应用各种方法（如针灸、按摩、刮痧等）刺激穴位，就可以有效调节经络，调节气血，而经络又联络着脏腑（内脏），进而又可以调节脏腑功能，从而可以起到调理疾病，养生保健之效果。这也就是经络养生的基本原理。如下图所示：

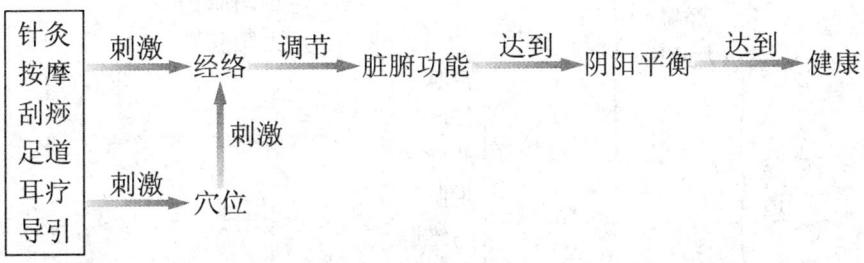

经络养生原理图

养生需要掌握哪些经脉

在经络的学习和运用过程，经常会遇到两个难题：一是由于经络是肉眼看不见的，因此在人体上查找有一定困难；二是经络系统比较复杂，经脉比较多，造成记忆有一定困难。

其实，这两个所谓的难点，都是可以通过恰当的方法来攻克的。

经络系统是比较复杂，但是当我们简单给它们分一下类，知道哪些常用，就重点学习和掌握哪些，那就不复杂了。如下图所示：

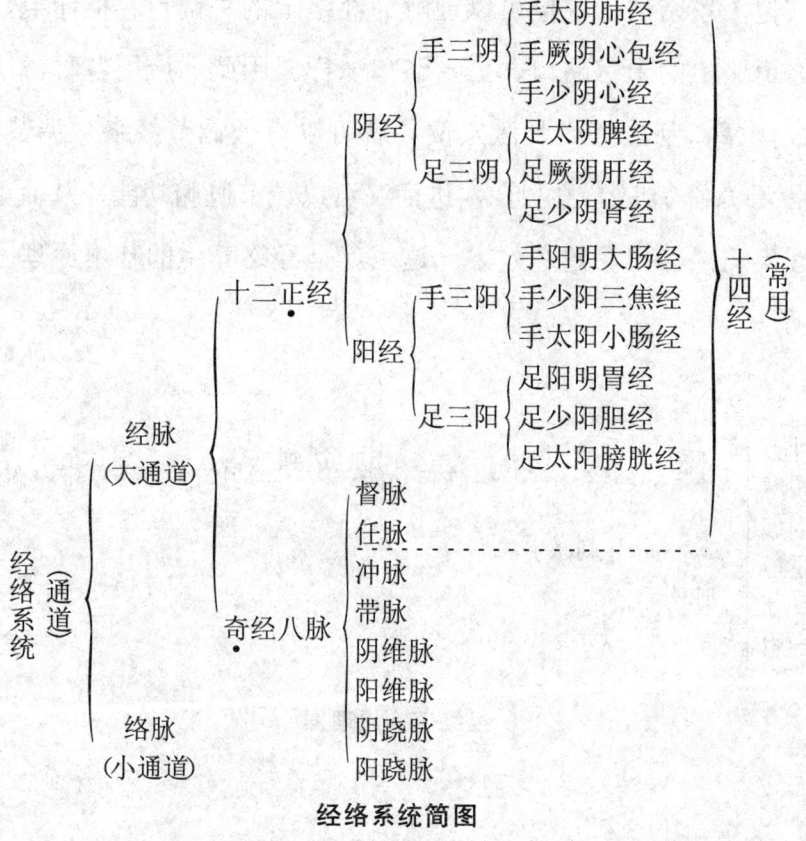

经络系统简图

从上面的"经络系统简图"中可以看出，人体的经络系统主要包括两大部分，即经脉和络脉，就好像道路可以分为大路和小路一样。

经脉又可以分为十二正经和奇经八脉两部分。理解十二正经和奇经八脉这两个概念，关键是理解"正"和"奇"两个字。"正"在这里就是规律的意思；"奇"在这里就是不规律的意思，所谓奇行别属。这就是说，十二正经就是在人体内有十二条经脉，循行很规律，是联络脏腑，运行气血的主要通道；而奇经八脉，就是指在人体内还有八条经脉，它们循行"不拘于常"，是运行气血的辅助通道，可以起到统率、调节十二正经的作用。

在十二正经中，每一条经脉都分别联络着一个脏或一个腑，而人体作为一个复杂的有机整体，其领导核心就是五脏六腑（即内脏）。根据"本经治本病"的基本原理，要想调理、保健脏腑，当然就要用到十二正经。因此，十二正经理所当然是我们中医养生应该学习和掌握的经脉。而奇经八脉中的督脉，中医认为其是人体所有阳经的统领，任脉认为是人体所有阴经的统领，故也应该掌握。这样，在中医养生中常用的经脉就有十四条了（十二正经加任、督二脉）。

再具体来说，在中医养生中，重点掌握这十四经每条经的位置、方向和功能，以及每条经脉上的一些常用养生保健穴位。这样，我们在研习经络养生时，不容易乱了，也就不觉得复杂了。

在其后的一些文章，我将会按照这个思路，逐一谈谈我们常用的养生经脉和穴位。

主一身之阳气的经脉——督脉

我们首先谈谈督脉。

督脉，是人体奇经八脉之一，是常用的养生保健经脉。督，即总督，统率的意思，也就是说，督脉具有统率全身（六条）阳经的功能，故中医称督脉为"阳脉之海"，主一身之阳气（阳气，可以理解为抵抗力。当阳气充足，人体抵抗力就好，不易生病；反之，当阳气不足，人体抵抗力差，就易生病）。

督脉最擅长解决三个方面的问题：一是提高人体的抵抗力；二是改善生殖功能，可用在生殖保健；三是保健脊柱。

督脉的循行（即位置），可以简单的描述为，其起于胞中（即丹田），出于会阴，沿后正中线直上，经头顶，到上唇系带（龈交穴）处。

督脉常用的养生保健穴有6个：长强、腰阳关、命门、大椎、百会和人中。如下图所示：

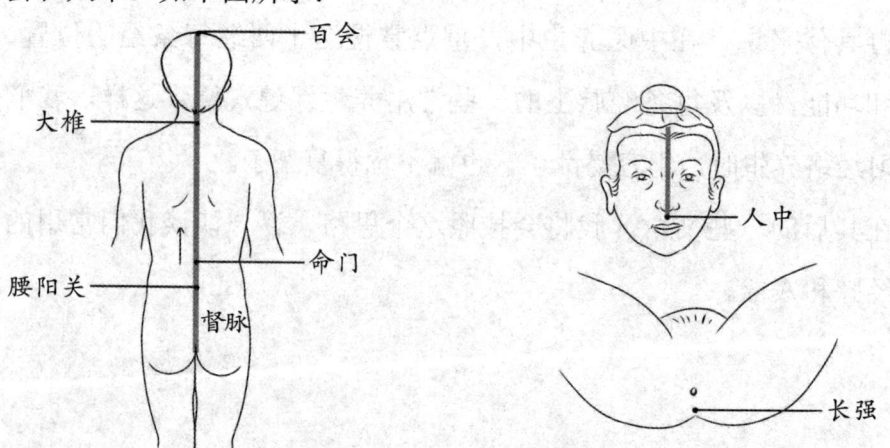

督脉及督脉常用保健穴位图

为了大家好记好用，我分别编写了下面的督脉和其常用穴的歌诀，供大家参考（可能不太押韵，权当抛砖引玉）。

督脉养生歌：

督脉养生重养阳，

生殖保健和脊梁。

养生六穴要记牢，

长强命门腰阳关，

大椎百会与人中。

长强穴（位于肛门与尾骨尖之间的凹陷）。

长强防痔与壮阳。

早晚揉按一两分，

外加提肛①五十次，

难言之隐就可防。

温馨提示

①提肛　即提肛运动，详见第五讲的养生小动作。

腰阳关穴（位于第四腰椎棘突下凹陷中）

常灸常擦①腰阳关，

灸可红，擦要热。

中老年人常坚持，

能防腰病身体壮。

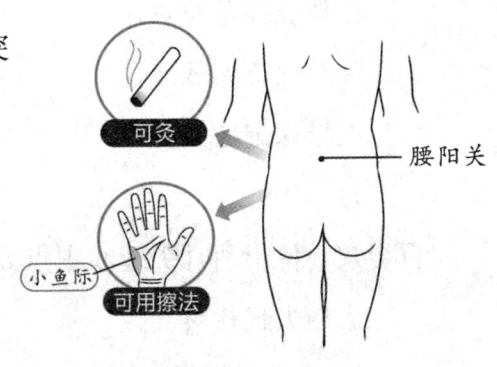

腰阳关穴保健图

> 温馨提示
>
> ①由于腰阳关穴在脊柱间，位置深，用点按方法没有什么感觉，故常用手掌小鱼际用力擦热，其保健效果更好。

命门穴①（位于第二腰椎棘突下凹陷处）

　　腰痛怕冷找命门，

　　阳痿尿频亦可寻，

　　配合长强与阳关②，

　　功效就可百倍强。

> 温馨提示
>
> ①命门穴的操作方法可同腰阳关。
>
> ②阳关　即腰阳关。

大椎穴（位于第七颈椎棘突下凹陷处，即向前低头，颈部向后最突起的下方）

　　六条阳经交大椎。

　　头痛落枕颈椎病，

　　身体虚弱都可灸，

　　唯有热证要放血，

　　大椎保健亦当强。

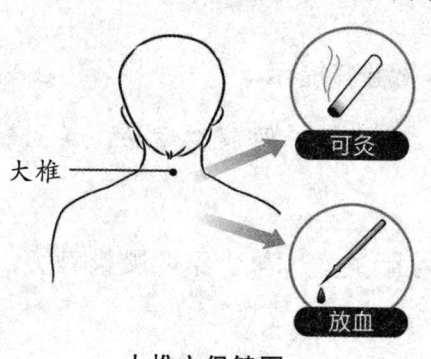

大椎穴保健图

百会穴（位于两耳尖连线中点处）

　　头痛失眠找百会，

　　揉按此穴脑清爽。

人中穴 (位于人中沟中点偏上)

要急救,找人中,

中点偏上不要慌。

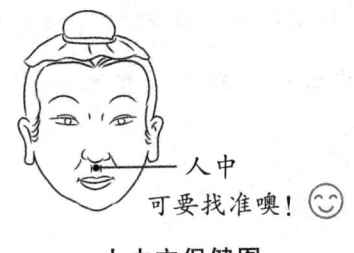

人中穴保健图

养生链接一

腰椎病不要乱按摩

目前,腰椎病,尤其是腰椎间盘突出症的发病率非常高。它是一组以腰段椎管狭窄、小关节退变和增生或腰椎间盘突出后,压迫附近的神经和血管,引起的以腰部疼痛,甚至向下肢放射性疼痛为主的综合征,是引起人们腰腿痛的常见原因。而且青、壮年发病率也很高,值得我们注意。

在这里,我要讲的是,如果已经在医院查明是腰椎病,尤其是腰椎间盘突出症,最好不要在腰部乱按摩,以防加重椎间盘的损伤,而进一步加重病情 (规范专业的医疗按摩除外)。

这种病,其居家养生保健,我有四点建议:

其一,注意加强运动保护,尤其是在弯腰时 (如果大夫允许下床活动的话)。

其二,多平卧硬板床,忌睡软床。

其三,可早晚吊一下单杠或门框 (在可以下床活动后),其具体方法可查阅本书第五讲的养生小动作篇。

其四,可以常灸腰阳关和委中穴,每次灸到发红充血即可 (灸时注意安全,如果灸

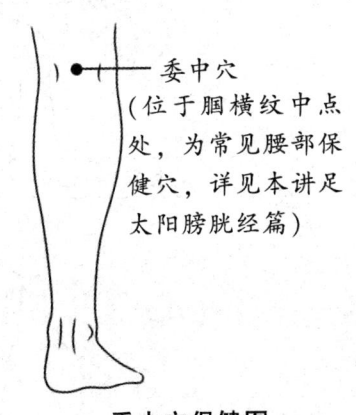

委中穴
(位于腘横纹中点处,为常见腰部保健穴,详见本讲足太阳膀胱经篇)

委中穴保健图

后出现小水疱，可用烧红的针挑破并用消毒干棉签挤出其分泌物，外涂烫伤膏或红霉素软膏即可）。

养生实录一

督脉养生的简单操作方法

水中花花：督脉养生，怎样操作，简单有效？

老杜有话说：根据"实则泻其余，虚则补其不足"的养生原则，和"顺经为补，逆经为泻"的操作原则，督脉养生常可分为以下两种方法：

其一，一般养生保健（如用于提高抵抗力，生殖保健或脊柱保健等）。顾客俯卧位（即爬在床上），可在督脉（腰背段）上涂一些润肤油或润肤膏之类的可以起润滑作用的东西，用掌根沿督脉（腰背段）向上推到颈部，30 次到 50 次即可，力度以能忍受为度。并可以根据具体情况再配合一些穴位，如腰阳关、命门、大椎、肾俞、足三里等

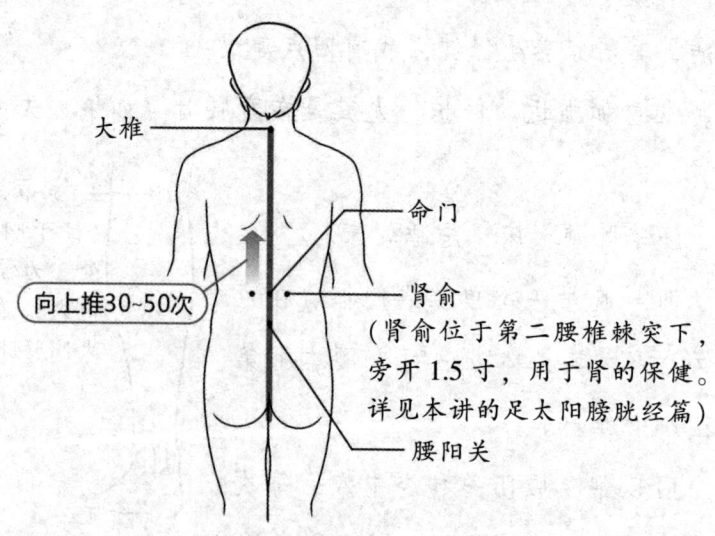

大椎

命门

向上推30~50次

肾俞

（肾俞位于第二腰椎棘突下，旁开 1.5 寸，用于肾的保健。详见本讲的足太阳膀胱经篇）

腰阳关

督脉一般养生保健操作图

穴点按,或艾灸则更好。

其二,如果本人易"上火",属热性体质等。可以按照下面的方法操作:顾客俯卧位(即爬在床上),可在督脉(腰背段)上涂一些润肤油或润肤膏之类的东西,用手掌根向下推(或用刮痧板与皮肤呈45°夹角,向下刮,则更好,刮痧则每隔1~3天刮1次)30~50次即可,力度仍以能忍受为度(如会放血疗法,可酌情选大椎穴处放血3~5滴,每隔1~3天操作1次,泻火排毒效果更佳)。

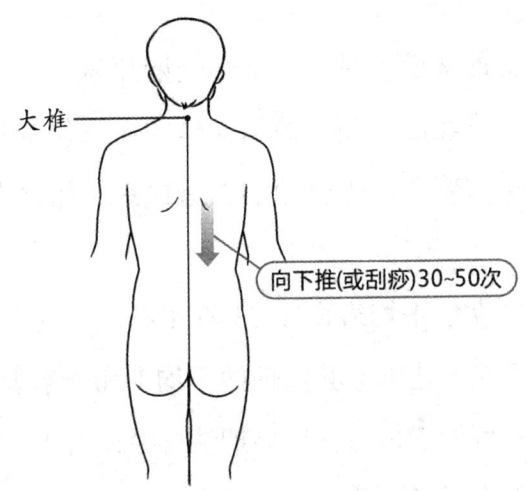

大椎

向下推(或刮痧)30~50次

督脉泻火操作图

女性养生之要脉——任脉

很多女性朋友经常把来月经叫做"倒霉"了，这说明她平时对"来月经"这个生理现象很烦心，可能深受一些如月经没有按时来，月经淋漓不尽好多天不完，以及痛经等有关月经的一些不舒服的现象困扰。

其实，对于女性来说，月经也不全是麻烦事，也有好处。女性朋友每个月周期性的排经血，使得她们身体的血液每个月都很规律排去一些陈血，补充一些新血，也使她们的造血系统始终保持一种旺盛的工作状态。

我们国家现在女性平均寿命在 73 岁左右，男性在 71 岁左右。在很多国家，尤其是在发达国家其女性的平均寿命一般要比男性长一些，这其中一个原因，可能就是与女性周期性排经血有关。

另外，刚好乘来月经这几天，多休息，少洗点衣服，少干点家务，加强点营养，可以让身体有一个简短的休息。所以一些女性朋友把来月经也称为"例假"，我觉得很有道理。

说来月经是"倒霉"的一些女性，恰好也说明平时疏于对身体的保养，疏于在经期的保养。时间长了，月经出现了一些问题，月经也就真成了一件"倒霉"的事，烦心事。如果有一天，你的月经真没有了，再也不来了，那你该真的伤心了，烦心了。因为那意味着你已经开始步入更年期，或老年期了，你的花一般的岁月彻底结束了。

所以，女性爱美，想要美的时间长一些，衰老得慢一些，一定要加强保养。而你们的月经恰好是你们身体健康状况的一盏信号灯。把看到你们的"信号灯"当成一件快乐的事情，并且根据你们"信号灯"的变化，对身体作出恰当保养，"岁月无痕"对你们来讲，将不再是一种奢求。

而任脉，是女性养生之要脉。

任脉，任即担任，妊养之意，与女性生殖、妊娠、月经等有密切关系，同时可以调节人体（六条）阴经的气血运行，故中医也称之为"阴脉之海"。

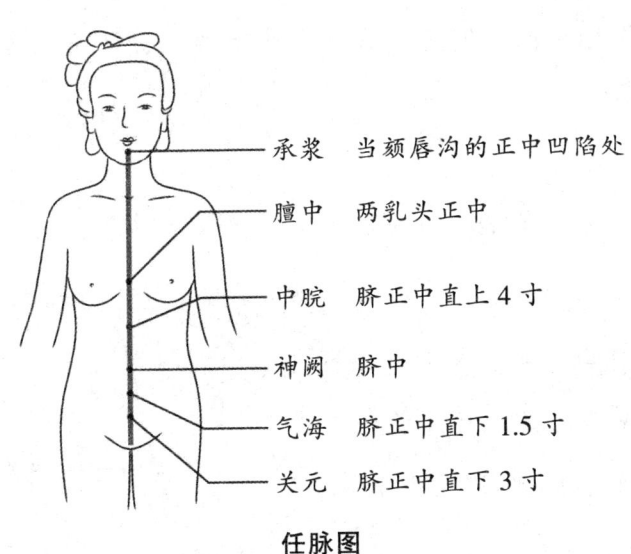

承浆　当颏唇沟的正中凹陷处

膻中　两乳头正中

中脘　脐正中直上 4 寸

神阙　脐中

气海　脐正中直下 1.5 寸

关元　脐正中直下 3 寸

任脉图

任脉起于胞中，出会阴，沿前正中线向上，绕口唇，进入目眶下（承泣穴）。任脉上常用的保健穴有关元、气海、神阙、中脘和膻中五穴。我编写的任脉养生歌如下。

任脉养生歌：

　　妇女养生养任脉，

　　月经血证当数强。

　　养生五穴要记牢，

气海关元强壮穴，

神阙脐疗疗百病，

中脘养胃能减肥，

膻中理气健乳常。

养生实录二

晕车的调理

车在天上行：我经常晕车，尤其是害怕坐空调车。又不想天天吃晕车药，中医养生能不能有什么好办法帮帮我，既不伤身体，又简单易行，谢谢啦！

老杜有话说：既简单有效，又无副作用，当属脐疗了。你可以在每次出门前半小时，取一块鲜姜切碎，放入脐中，外贴上风湿止痛膏，同时，在坐车的时候，反复揉按双侧的内关穴。下车后揭起风湿膏扔掉即可，可以反复使用。

内关

（位于掌横纹上2寸，两筋之间的凹陷。详见本讲的手厥阴心包经篇）

内关穴位图

有些人还会晕电梯、晕船、晕飞机等。现代医学认为这一类疾病与内耳的前庭蜗神经不能很好的调节人体平衡有关。祖国医学一般认为，是肝气不舒、脾胃不和上扰心神所致。故要从根本上缓解你的晕车，你可以每天坚持以下操作：

其一，每天在睡前，用手掌根从上到下推手少阳三焦经（上肢段）30~50次，力度以能忍受为度。然后再从上到下推手厥阴心包经（上肢段）30~50次。

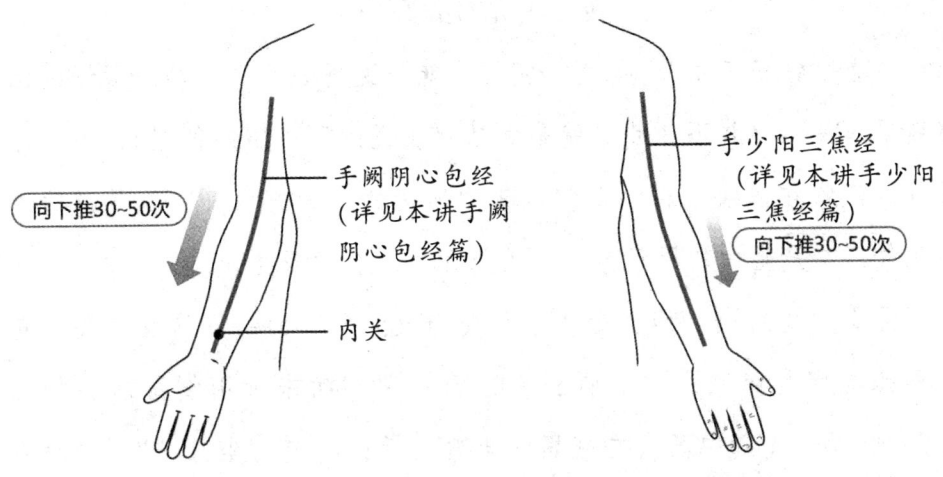

晕车调理图一

其二，分别按揉心俞、膈俞、肝俞、胆俞、肾俞（可以让家里人帮你按揉）、足三里和内关共7个穴位，每个穴位1~3分钟。

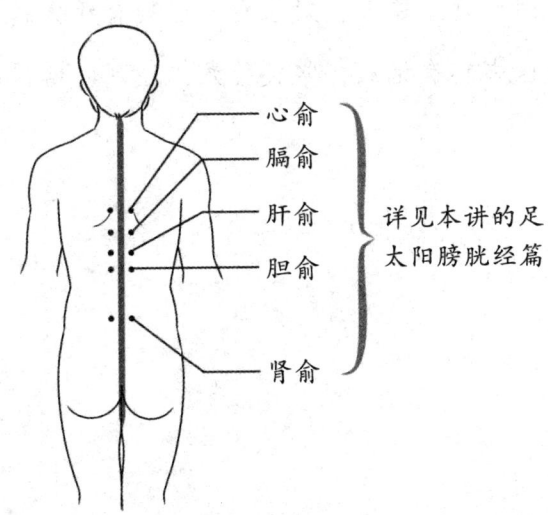

晕车调理图二

其三，每次在坐车的时候做腹式呼吸（详见第五讲的养生小动作篇）。最后，祝你早日康复。

养生链接二

灸"关元"的好处

常言"针必三里，灸必关元"。也就是说灸关元穴，具有很好的保健效果。关元（脐下3寸，就是气功中所说的下丹田的位置），元，即元气。经常在武侠小说、武侠电影中所说的"大伤元气"就是说的这个元气，它是生命的原动力，"大伤元气"会危及生命。

大病、久病或妊娠、生孩子常会伤及元气。而一旦伤及元气，身体再想要康复起来，就会特别慢，正所谓"病来如山倒，病去如抽丝"。所以，我们中国人在妊娠、生育之后，讲究"坐月子"、"过百天"是有意义的，在此期间母亲的保养对于其身体的康复显得尤为重要了。这时候，灸关元是个不错的选择。

常灸关元穴，可以培元气，扶正气，提高身体的抵抗力，减少疾病的发生，进而达到延年益寿，对于女性还具有延缓衰老、美容之效。

并且，古代医书亦有记载，常灸关元，还可以增强性功能。

人体最脆弱的经脉——手太阴肺经

在当今社会，有两大类疾病比较高发：一类是呼吸系统疾病（如感冒、慢性咽炎、哮喘、气管炎、老慢支等），另一类是皮肤类疾病（皮肤过敏、黄褐斑、痤疮、湿疹等，尤其是皮肤过敏，甚至有报道称其有递增的趋势）。

究其原因，可能与生态环境恶化，空气污染，饮水和食物等的污染，以及生活方式的改变等有密切关系（可参阅第一讲的人为什么会生病篇）。

对于这两大类疾病，最有预防意义的就是手太阴肺经了。

肺，在祖国医学认为，其在五脏中位置最高，故曰"华盖"；又因肺叶娇嫩，易受外邪侵袭，故也称为"娇脏"。因此，手太阴肺经是人体最脆弱的一条经脉，也是经常需要呵护的一条经脉。

手太阴肺经的循行（即位置）可以简单地描述为，其从胸部（肺脏）出来，沿上肢内侧前缘向下，到大拇指外侧缘（少商穴）处。

手太阴肺经常用的保健方法有以下两种：

其一，一般性保健（儿童、老人、体质偏弱者），可以每天早上或晚上睡前，用手掌根沿手太阴肺经向下推30~50次即可，左右两上肢都推。

其二，热性体质或感冒期间，可以在每天早上或晚上睡前，用手掌根（或用刮痧工具，刮痧每隔1~3天刮1次）沿肺经向上推（或刮）30~50次即可，同样左右两上肢都推（或刮）。

　　手太阴肺经常用的养生保健穴有中府、尺泽、列缺、太渊和少商共 5 个穴位。

　　下面是我编写的手太阴肺经和其养生穴位的歌诀，供大家参考使用。

手太阴肺经养生歌：

　　　肺脏娇嫩要常养，

　　　一般保健向下推，

　　　热证感冒反方向。

　　　肺经养生有五穴，

　　　中府尺泽和列缺，

　　　太渊少商五穴全。

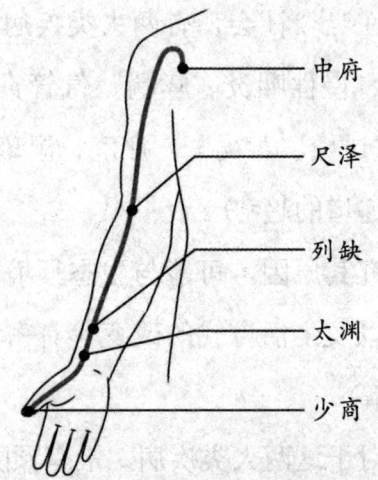

手太阴肺经常用的养生保健穴图

中府穴养生歌：

　　　中府就在——

　　　锁骨下窝下一寸，

　　　平常养肺要按揉。

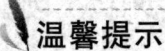温馨提示

　　中府是肺的募穴，保健必取之。

尺泽穴养生歌：

　　　肘窝筋外取尺泽，

　　　咳嗽咽痛用之良。

列缺穴养生歌:

列缺穴,可巧取,

两侧虎口相交叉,

食指尖下是列缺,

颈项保健不可少。

🪶 **温馨提示**

列缺为四大总穴之一,有"头项寻列缺"之说法。

太渊穴养生歌:

太渊穴在掌横纹,

外侧动脉搏动处。

平常养肺不可少。

🪶 **温馨提示**

太渊穴是肺的原穴,保健必取之。

少商穴养生歌:

大指甲角取少商,

热证中暑不可少,

用时可掐可放血。

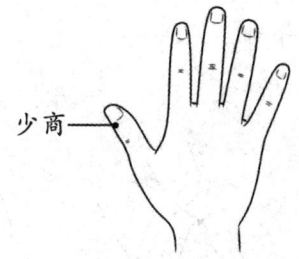

少商穴位图

🪶 **温馨提示**

少商穴是肺的井穴,善于泻热。

养生实录三

小儿推拿——预防感冒的方法

飞天莲花：我家儿子今年3岁了，老感冒，听说小儿推拿能预防感冒，效果不错，不知如何操作？

老杜有话说：小儿推拿对于提高小儿抵抗力，预防感冒确实效果不错。先简单给你介绍几种方法，你先试试看。

每天早晚可以按以下程序操作：

其一，捏脊法。先让孩子平爬在床上，用双手的无名指和小指握成半拳状，食指和中指半屈，拇指伸直对准食指和中指的前半段，然后顶住小孩的皮肤，拇指、食指中指前移，提拿皮肉。从腰骶部开始，一直提捏到颈部，算做捏脊1遍，一般先捏左侧，再捏右侧（注意：由于捏脊法操作起来，孩子会感觉疼痛，所以每次捏脊后，都用手掌向下做安抚动作至腰骶部）。每次捏脊3~5遍即可。

其二，摩腹法。再让孩子仰卧位（即仰面躺在床上），用单掌或叠掌围绕脐部作逆时针环形移动，摩擦腹部，注意动作力度不可过大。每次摩腹3~5分钟。

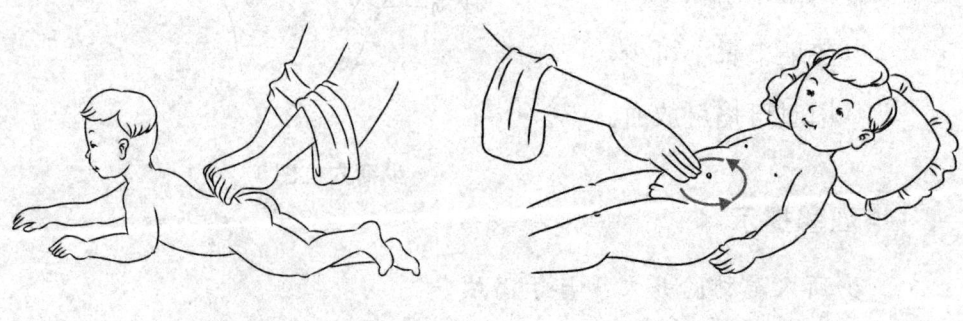

捏脊法图　　　　　　　　　　摩腹法图

其三,推三关法(或推手太阴肺经法,参阅本篇前面)。用食指、中指面,自小儿前臂桡侧(即大拇指侧)从腕部推至肘部,每侧推 80~100 次,速度要快。

其四,揉按太渊穴、足三里穴,掐少商穴(应一掐一放,反复操作),每穴 1~3 分钟。

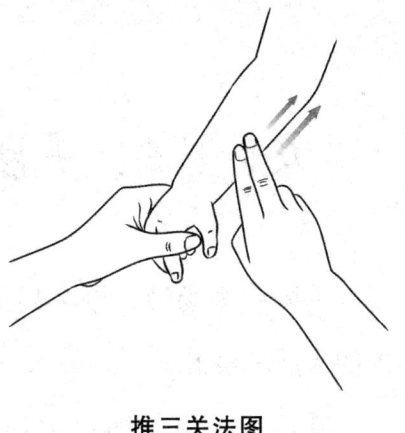

推三关法图

人要无病，大肠常清——手阳明大肠经

手阳明大肠经，顾名思义，这是一条主要分布在上肢，联络六腑中的大肠的经脉。

其循行，可以简单地描述为，起于手的食指，沿上肢外侧上行到锁骨上窝，分了两支，一支入胸经腹联络大肠，另一支上行至面部鼻孔旁（即迎香穴）。

手阳明大肠经的功能主要表现在三个方面：一是可以促进传化排出人体糟粕和毒素；二是解决五官，尤其鼻的问题，以及皮肤的问题（大肠与肺相表里，而肺主皮毛）；三是上焦（膈以上即为上焦）热证的问题。

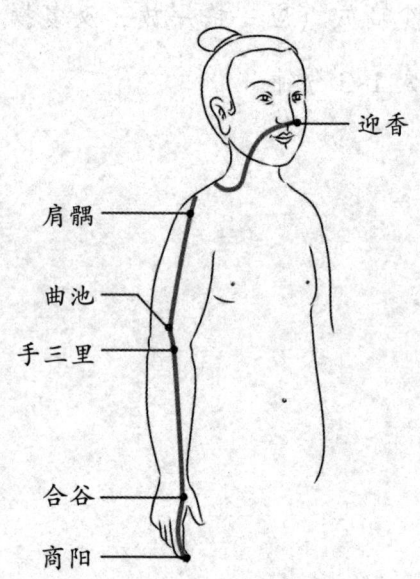

手阳明大肠经图

实际上，这三方面的功能主要取决于第一个功能，即大肠能否正常传化和排出人体内的糟粕和毒素，没有代谢的瘀积，我们的皮肤自然就好，我们的上焦自然就不会出现热证。

人体，每天都需要正常饮食和呼吸，以提供人体的生命活动所需要的营养，同时每天也需要即时排出体内代谢所产生的废物，以维持人体的阴阳平衡，即保持人体内环境的稳态。如下图所示：

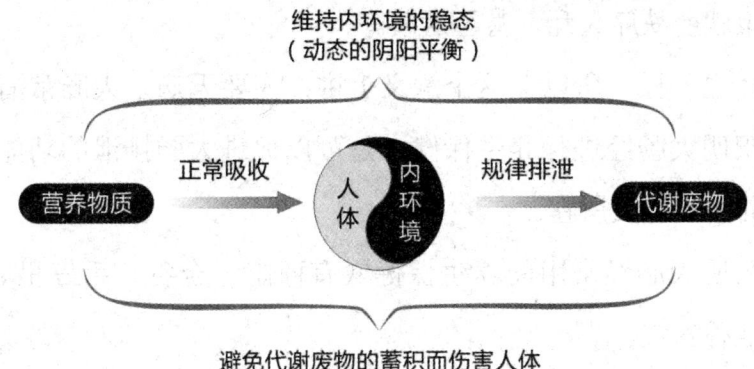

人体内环境的稳态图

人体排出体内代谢废物的排出途径主要有三种：一是通过大肠，传化排出饮食代谢中的废物和毒素（即大便）；二是通过膀胱，排出血中的代谢废物（即小便）；三是道过口、鼻和皮肤等，排出人体其他代谢废物（如痰、汗液等）。如下图所示：

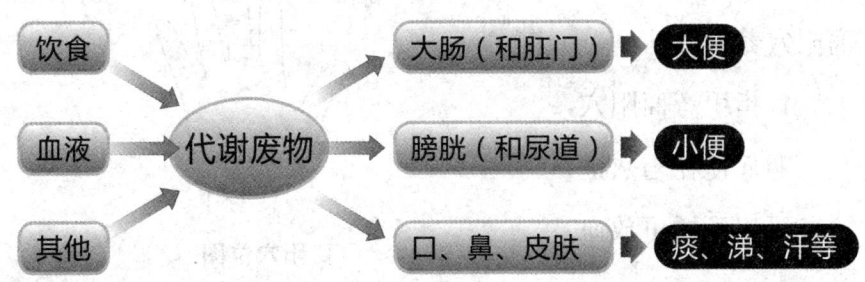

人体代谢废物的排出途径图

从上图可以看出，大肠的传化排泄是人体排出代谢废物的重要途径之一。

就像一个家，一个小区，一座城市一样，每天必须按时清理各种垃圾。如果有一天由于各种原因导致不能正常清理垃圾，家、小区和城市就会显得乱一些，但是如果长期不能正常清理垃圾，这个家、小区和城市就会秩序大乱，甚至崩溃。

　　人体也一样，所以在这个意义上讲：人要无病，大肠常清。而经常对手阳明大肠经进行养生保健，是可以促进大肠排泄的功能，这也是经络养生的意义所在。

　　手阳明大肠经常用的养生保健穴有商阳、合谷、手三里、曲池、肩髃和迎香六穴。

　　下面是我编写的大肠经和其常用养生保健穴的歌诀，供大家参考。

手阳明大肠经养生歌：

　　　　促进排泄大肠经，

　　　　还有五官与热证。

　　　　大肠养生有六穴，

　　　　商阳合谷手三里，

　　　　曲池肩髃与迎香。

商阳穴养生歌：

　　　　食指甲旁商阳穴，

　　　　咽痛便秘与热证，

　　　　可掐可揉可放血。

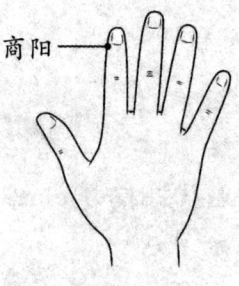

商阳穴位图

- -
🖋 **温馨提示**

　　商阳穴为大肠经的井穴。
- -

合谷穴养生歌：

　　　　合谷穴，有神功，

　　　　一切痛证揉之轻，

头面保健少不了,

失眠便秘亦可求。

🖋 **温馨提示**

合谷穴为四大总穴之一,有"面口合谷收"之说。

手三里养生歌:

曲池下二①取三里,

手足三里一齐上,

胃肠保健当数强。

🖋 **温馨提示**

①指的是曲池穴下2寸取手三里穴。

曲池穴养生歌:

曲池穴,

曲肘横纹外端取,

手臂疼痛与热证,

常按降压头脑清。

🖋 **温馨提示**

曲池穴常认为有一定的降压作用,故高血压患者可作为保健

穴,而低血压患者慎用。

肩髃穴养生歌：

平伸胳膊取肩髃，

肩峰前下凹陷处。

肩周保健肩三穴。

🖋 温馨提示

肩髃穴与其前 1 寸和后 1 寸处合称为肩三穴，可作为肩周炎的保健穴。

迎香穴养生歌：

鼻翼两旁取迎香，

感冒鼻炎面保健，

按揉迎香不可忘。

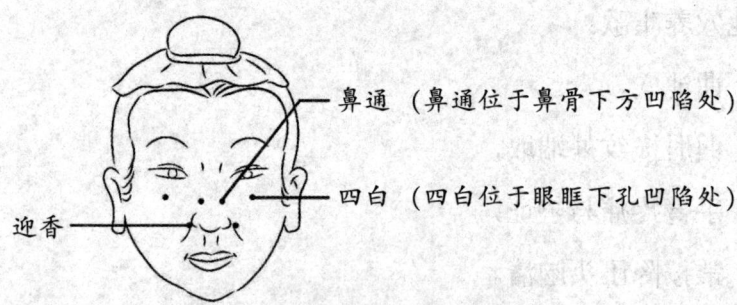

鼻通（鼻通位于鼻骨下方凹陷处）

四白（四白位于眼眶下孔凹陷处）

迎香

鼻塞、鼻炎调理的面部穴位图

🖋 温馨提示

鼻塞、鼻炎，常可按揉迎香，配合鼻通穴、四白穴和合谷穴。如果还会艾灸与刮痧，那么先刮痧，后艾灸，其效显著。老杜嘱。

人体多气多血的经脉——足阳明胃经

根据"经脉所过,主治所及"的原理来推,足阳明胃经从头到足,是一条很长的经脉,它经过头（鼻、口、咽喉)、颈、乳房、胃、腹、下肢等器官或部位,都可以认为是胃经所防治的范畴。

又由于脾胃为气血生化之源,后天之本,故胃经为一条多气多血之经脉,为养生保健的重点经脉。

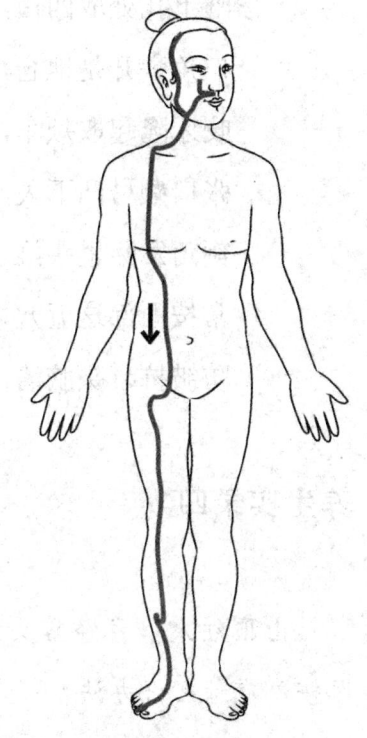

胃经比较长,其循行复杂,简单地说:胃经起于鼻翼两侧（即迎香穴),向上到目下（即承泣穴),再向下在面部呈"√"字形;经颈、胸、腹（脐旁开2寸)下行;经下肢外侧前缘;到足第二趾外侧缘。

足阳明胃经的养生保健穴比较多,共

足阳明胃经图

有17穴:（头面部有5穴)四白、地仓、颊车、下关和头维,（胸腹部有6穴)屋翳、鹰窗、乳中、乳根、天枢和归来,（下肢有6穴)梁丘、足三里、上巨虚、丰隆、解溪和内庭。

下面是我分别编写的胃经及其养生保健穴的养生歌诀,供大家参考。

足阳明胃经养生歌:

多气多血是胃经,

从头到脚经气长,

所经所治功能多，

头面胸腹和下肢，

养生保健十七穴。

胃经头面部穴位养生歌：

面部养生有五穴，

眶下孔处取四白，

口角旁开是地仓，

咬牙隆起取颊车，

张口颧弓凸下关，

额角发际里头维。

常按面部这五穴，

防皱抗衰头脑清。

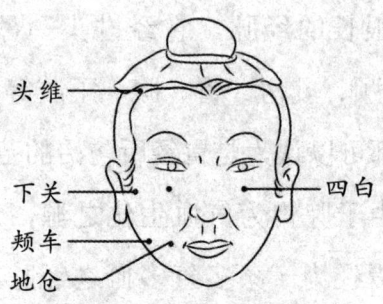

胃经头面部养生保健穴位图

养生实录四

头痛的按摩方法

山顶红人：我经常头痛，医院说是神经性头痛，很痛苦，不知中医按摩有什么好办法？

老杜有话说：头痛可以根据其主要的疼痛部位，简单地判断是什么经脉的问题，然后再根据其经脉配穴，效果会更好。

具体来讲：

前额痛（阳明经）配穴：头维、阳白、印堂、鱼腰、神庭、合谷。

两侧痛（少阳经）配穴：上关、太阳、瞳子髎、头维、合谷、阳陵泉。

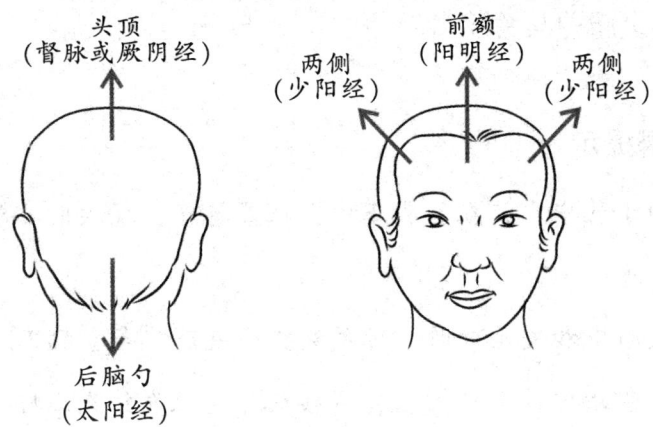

头痛部位归经图

头顶痛（督脉或厥阴经）配穴：百会、神庭、风府、合谷、太冲。

后脑勺痛（太阳经）配穴：风池、风府、玉枕、合谷、涌泉、至阴。

🖋 **温馨提示**

相关穴位可查阅本讲相关各篇。此法仅适用于神经性头痛。由于引起头痛的病因复杂，如果经常头痛，建议先去医院查清楚，再决定处理方案，以防耽误病情，切记！

胃经乳房保健穴位歌诀：

女性朋友要记住，

胃经养乳有四穴，

正中线旁四寸列，

屋翳鹰窗乳中①根。

早晚揉按五分钟，

活血通经把胸健。

若想提升又丰胸，

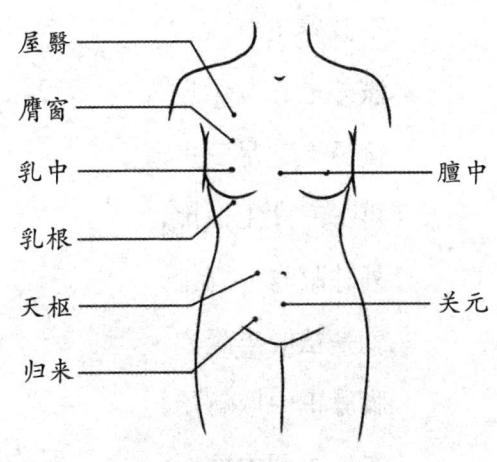

胃经乳房保健穴位图

再灸膻中与关元②。

温馨提示

①由于乳中穴就在乳头正中，位置特殊，揉按时要轻揉，以防伤到乳腺。

②灸膻中和关元穴时，可用纯艾条或药艾条，顾客坐位或平卧位，艾条距穴位 1~2 厘米，直接灸，灸至发红充血即可。切记注意安全，防止烫伤，灸的时间也不要太长，以防起水泡。

胃经腹部穴位养生歌：

> 腹部养生有两穴，
>
> 脐旁两寸取天枢，
>
> 便秘腹泻能减肥。
>
> 直下四寸找归来，
>
> 调经止痛妇科健。

胃经下肢穴位养生歌：

> 下肢养生有六穴，
>
> 髌外上二取梁丘①，
>
> 犊鼻下三足三里②，
>
> 再下三寸上巨虚，
>
> 外膝眼与外踝中，
>
> 就是祛湿丰隆穴。
>
> 脚脖正中取解溪，
>
> 二三趾间内庭求。

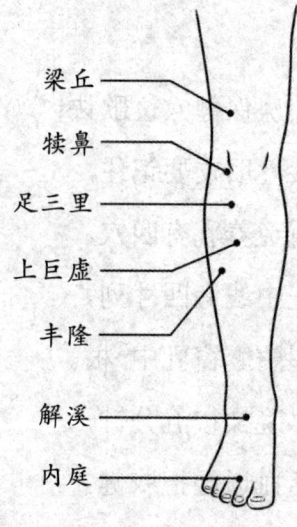

胃经下肢穴位图

梁丘
犊鼻
足三里
上巨虚
丰隆
解溪
内庭

常按六穴腰腿健,

祛湿止痛有神效。

> 温馨提示
>
> ①指的是髌骨外上2寸可以取梁丘穴。
>
> ②指的是犊鼻穴下3寸找足三里穴。足三里为四大总穴之一,有"肚腹三里留"之说。它又是公认的保健穴,"要想身体安,三里常不干"。所以,男女老少(孕妇除外)均可常点按或艾灸足三里做保健,功效显著。

脾健人安康——足太阴脾经

俗话说，"家和万事兴"，是讲家庭和睦是所有事业成功兴旺的基础。同样"脾健人安康"，说的是脾能健运（水谷精微），则人体的气血来源有本，能营养所有内脏、四肢、肌肉、皮毛等，人体就健康，不易生病。

足太阴脾经是一条从足第一趾内侧出发，沿下肢内侧前缘上行，入腹联络脾脏的经脉。因此，对脾经和其上的一些穴位进行良性刺激（如针灸、按摩、刮痧等），可以增强脾胃功能，从而起到祛病强身的目的。

脾经本身尤其擅长防治脾胃病和妇科疾病，其常用养生保健穴有隐白、公孙、三阴交、阴陵泉、血海和大横6个穴位。

下面是我编写的脾经及其养生穴位的歌诀，供大家参考使用。

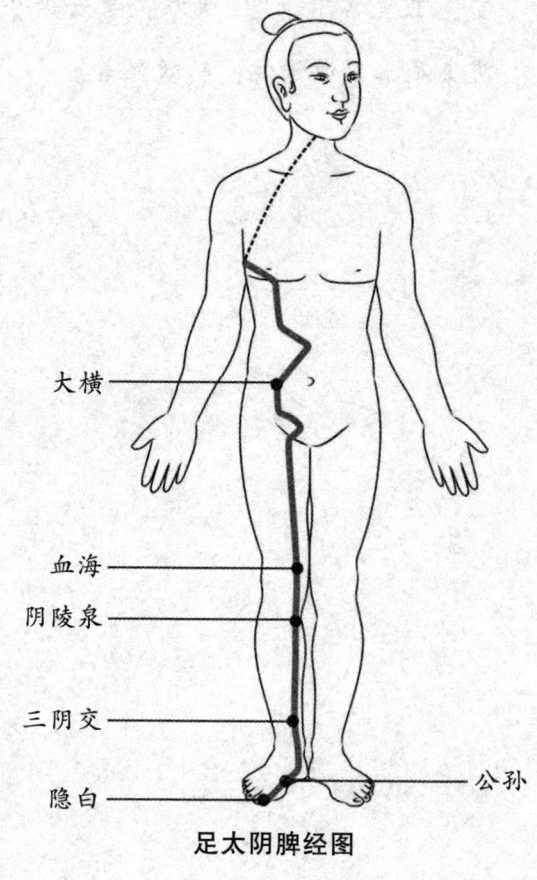

足太阴脾经图

足太阴脾经养生歌：

妇科脾胃病，

脾经有良方。

养生有六穴，

隐白公孙三阴交，

血海大横阴陵泉。

隐白穴养生歌：

大趾甲旁隐白穴，

腹泻便秘月经多，

可揉可灸可放血。

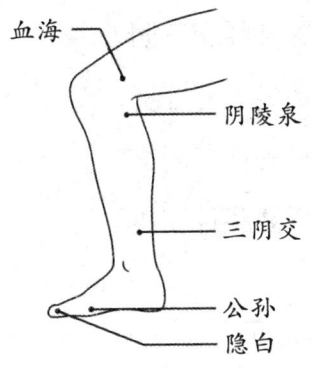

脾经下肢段养生保健穴位图

（图中标注：血海、阴陵泉、三阴交、公孙、隐白）

🖋 **温馨提示**

隐白穴为脾经的井穴。如果女性月经量过多，或淋漓不尽，在行经期后2~3天，再配合大敦穴（肝经）连灸3天，连续灸2~3个月，效果不错！平时保健可以向上推揉脾经下肢段。

公孙穴养生歌：

公孙穴，

第一跖骨底下方，

腹痛腹泻能祛湿，

按摩减肥有公孙。

🖋 **温馨提示**

公孙穴常配地机、阴陵泉、血海、足三里、天枢、大横、中脘、合谷等穴位，可用于按摩减肥。

三阴交养生歌：

> 肝脾肾经交三阴，
>
> 内踝尖上三寸旁，
>
> 闲来常揉三阴交，
>
> 养阴健脾神安康。

温馨提示

三阴交为肝经、脾经、肾经的交会穴，为养生保健之要穴。

阴陵泉养生歌：

> 胫骨内侧髁后下，
>
> 健脾祛湿阴陵泉，
>
> 阴痛风湿不可少。

血海穴养生歌：

> 髌骨内上二寸取，
>
> 血海调经祛风湿，
>
> 又可止痒荨麻疹。

温馨提示

女性常揉血海穴，可以活血化瘀，防长斑，具有一定的美容功效。☺

大横穴养生歌：

> 脐旁四寸取大横，

腹痛腹泻与便秘,

常揉大横亦塑形。

养生实录五

风湿性关节炎的按摩方法

树上松鼠:我今年 38 岁了,得了风湿性关节炎已经好多年了。每逢阴天下雨是我最难受的时候,尤其是膝关节酸痛得都不知放在哪里,不知按摩哪些穴位能好一些?——痛苦的松鼠☹

老杜有话说:很同情你。风湿性关节炎这个病在中医属于"痹证"的范畴,大多由于风、寒、湿这几个坏蛋侵入人体,导致人体经脉不通,气血不畅引起的。多以四肢关节疼痛为主,严重者会导致四肢关节变形。

其发病经常有寒冷、潮湿、劳累、阴雨等诱因,而且经常反复发作,迁延不愈。而中医针灸、按摩、刮痧等最善疏通经脉,调畅气血,进而缓减疼痛等症状,效果显著。

你可以按照以下方法试试:其一,先俯卧位(即平爬在床上),在足太阳膀胱经(腰背段)上涂上麻油(最好是活络油或红花油),用手掌根(请别人)分别向上推 30~50 次,力度以能忍受为度(或用刮痧)。

其二,再仰卧位(即仰面躺在床上),用掌根分别从下向上推足太阴脾经(下肢段)和足少阴肾经(下肢段),推前仍先涂上麻油(或活络油或红花油),30~50 次,两侧都推。

其三,分别点按太冲、公孙、阴陵泉、足三里、丰隆、血海、内、外膝眼、合谷穴等，每穴 1~3 分钟即可。最好是灸，每穴灸至发红充血即可，千万不要烫伤。

其四，每天抽时间可做 1~2 遍 "151" 经络养肾功（参阅本讲的足少阴肾经篇）。

其五，每天适当多参加体育锻炼也有益处。

最后，其病易反复，贵在坚持，其效愈显。切切！

养心安神的经脉——手少阴心经

生、长、壮、老、死是自然规律,我们很难逆转。在这个过程中,心作为"君主之官"(可参阅第二讲的"养心说"篇),五脏之首,心功能的衰退是一个重要因素。

同时,在当今社会,我国心血管疾病正处在高发时期,如何预防和减少心血管疾病也是一个重要的课题。

而经常对手少阴心经及其穴位进行良性刺激的养生保健行为,可以促进心功能,进而达到延缓衰老,预防和减少心血管疾病的作用。

手少阴心经的循行,可以简单的描述为,从心出发,上行肺,出腋窝,沿上肢内侧后缘下行,至小指内侧(少冲穴)。

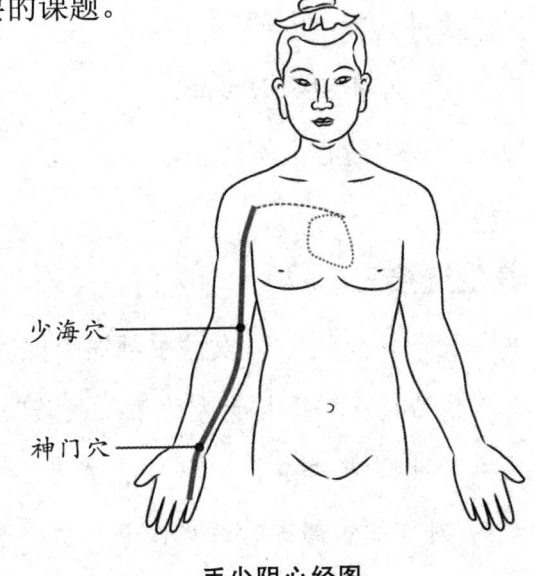

少海穴

神门穴

手少阴心经图

下面是我编写的心经及其常用养生穴位的歌诀,供大家参考使用。

手少阴心经养生歌:

养心安神是心经,

改善睡眠亦所长。

中老年人常按摩,

健康长寿享太平。

心经养生有三穴，

少海神门少冲全。

少海穴养生歌：

曲肘横纹内侧端，

少海养心不可少。

神门穴养生歌：

腕纹内侧筋外取，

神门养心又护手。

少冲穴养生歌：

小指甲旁取少冲，

善清心火不可忘。

少冲————

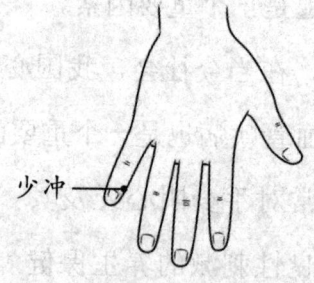

少冲穴位图

养生链接三

女性手部居家保养的小方法

俗话说，"手是女人的第二张脸"，拥有一双纤纤玉手是许多女性朋友梦寐以求的事情。其实，在生活、工作闲暇时间，搞些"小动作"，对你的手部进行适当保养，这个梦想的实现并不难，又可以增加生活的情趣。具体方法如下：

其一，在早晚分别揉按合谷、神门、阳溪、太渊、中渚等穴位，每穴 1~3 分钟。

其二，取少许海藻面膜，用水调好，敷在双手背，停留 30~40 分钟，后洗掉，涂上护手膏即可。

其三，如果还不嫌麻烦的话，还可以自制一种手膜，具体方法如

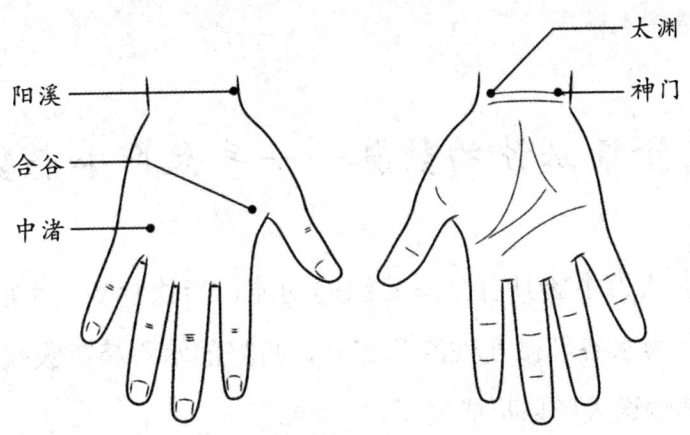

女性手部保养穴位图

下：取益母草 50 克、绿豆淀粉 100 克、玫瑰 30 克，分别把它们打粉混合即可。每次取少许，用水或蛋清调好，敷在双手背，停留 30 分钟，即可取下洗净，然后涂上护手膏即可。注意，此手膜重在使双手柔润美白，而海藻面膜重在保湿，故两种手膜一般隔天交替使用即可。

其四，在平时做家务（如在洗碗、洗衣服等）的时候，注意加强劳动保护，如戴橡皮手套等。

其五，可以多食猪蹄、猪耳朵、鱼、鸡皮、大枣、小米等。持之以恒，那么你的双手也慢慢会变成"纤纤玉手"的。

能分清泌浊的经脉——手太阳小肠经

中医上认为小肠具有分清泌浊的功能，当饮食到达小肠消化后，把它们分别为水谷精微和残渣两部分，将好的水谷精微吸收，把剩下的残渣继续输送大肠以形成大便。

也就是说小肠与脾胃一起完成饮食的消化与吸收，为人体提供充足的营养物质以维持生命。

因此，在养生、保健中，小肠经可以与脾经和胃经共同使用，以促进饮食消化，调节气血。

手太阳小肠经的循行可以简单地描述为，从小指外侧出发，沿上肢外侧后缘上行，到达头面部。饮食消化不好，气血不足的人，可以经常向上推（或刮痧）小肠经（上肢段）。

小肠经常用的养生保健穴有少泽、养老、支正、听宫等共 4 个穴位。下面是我编写的手太阳小肠经及其养生穴位的歌诀，供大家参考。

支正
养老
少泽

手太阳小肠经图

手太阳小肠经养生歌：

　　分清泌浊小肠经，

　　消化不良向上推。

　　小肠养生有四穴，

　　丰胸下乳找少泽，

　　小指尺侧甲角旁。

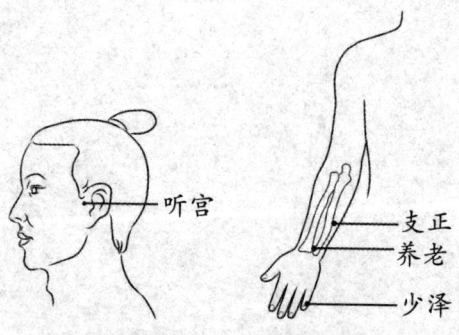

听宫

支正
养老
少泽

小肠经养生保健穴位图

抗衰养老与支正,

聪耳健脑揉听宫。

养老、支正、听宫3个穴位不太好找,可以简单按以下方法取。养老穴,在腕背有明显凸起 (即尺骨小头近端) 凹陷中。支正穴,在腕横纹上5寸,尺骨旁取。听宫穴,在耳屏前方张口有凹陷处取。

养生链接四

养生小动作——耳部保健操

常做耳部保健操,可以聪耳健脑,养生延年。

祖国医学认为耳为"宗脉之海",不仅肾开窍于耳,人体的心、肝、脾、胆、小肠等内脏 (通过经脉) 均与耳部有关,可以认为耳与脏腑 (即内脏) 的生理功能息息相关。

耳部穴位很多,而且是独立于普通身体穴位之外,自成一个系统。在现代针灸学中有明确定位和功能的耳穴就有91个,再加上民间散在的一些经验穴,耳部穴位300个左右,而且耳周围的穴位也很多。

现代生物全息论认为,人体的全身部位和器官在耳部均可以找到对应的反射点,其分布规律大致像一个倒置的胎儿 (人体四肢在上在外,内脏在中间,头面在耳垂)。

因此,经常对耳部及耳周做一些良性刺激,

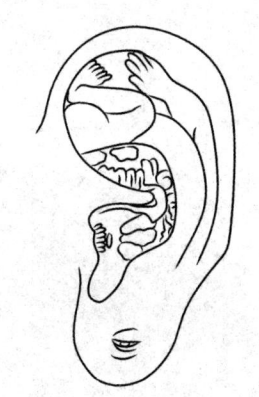

耳部"倒置"胎儿图

即耳部保健操，是可以起到养生保健目的。

下面是我常做的一套耳部保健操，大家可以参考操作。

第一步，双手先搓热，主要用二、三指腹推擦耳周7遍。

第二步，双手分别按照从上到下的顺序按摩整个耳部7遍，包括耳上各种凹陷处（如耳甲、外耳道等），每做完1遍，都要向下提拉1次耳垂。

第三步，用小指（注意指甲不宜太长，以防伤耳）伸入外耳道，分别向前、向上提拉7遍。

第四步，用双手掌心向前捂住耳部，然后突然放松，这么一按一松为1遍，共做7遍。

第五步，用双手掌心捂住双耳，手指向后，用二三指弹后枕部（即后脑勺），能听见"嘭嘭"的声音，共做7遍。

第六步，双手五指分开，由前向后干梳头发，结束。

注意，在练习过程中，可用舌尖抵着上腭，双眼平视前方或微闭，自然呼吸或腹式呼吸，意念可以关注于你的呼吸或意守丹田，练习完后，把口中的唾液缓缓咽下，以滋养肾脏（咽唾以养肾）。

持之以恒，受益无限。

人体的"门户"经脉——足太阳膀胱经

足太阳膀胱经在治病，尤其是在养生保健中使用频率非常高的一条经脉。我认为其主要原因有二：一是膀胱经是人体的一条"门户"经脉；二是膀胱经在背部有许多与脏腑密切联系的俞穴（如肺俞(shū)、心俞、肝俞等)，所以保健效果好，并由此衍生了简单的背部诊断。

我首先谈谈关于膀胱经是"门户"经脉的看法。

《黄帝内经》中讲，"膀胱者，州都之官，津液藏焉，气化则能出矣。"意思是说膀胱的主要功能是贮尿和排尿，而尿液又是人体的津液（人体内正常水液的总称）经肾的气化而产生的。也就是说，膀胱主管人体津液的代谢废物（尿液）的排放。

现代医学也有类似的看法，其认为尿液是人体血液的代谢废物，如果尿液长时间不能正常排放，其蓄积在体内的代谢废物就会伤害肾脏、肝脏、脑等重要脏器，而引起一系列症状，严重者会引发尿毒症，甚至会死亡。

由此可见，膀胱与人体的代谢废物

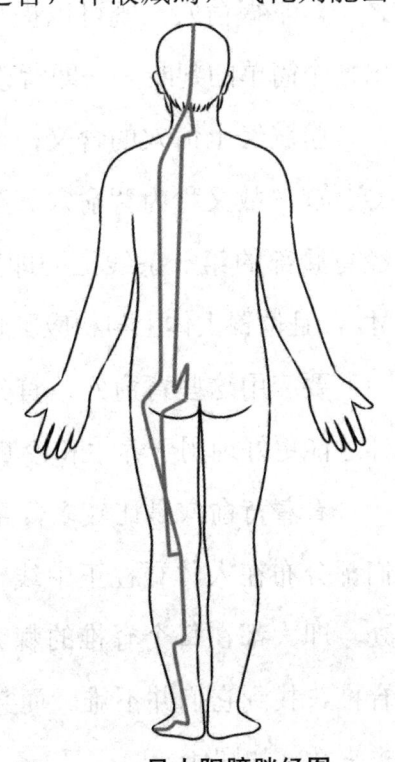

足太阳膀胱经图

（即尿液）的排放有密切关系，而经常对膀胱经用按摩、刮痧等良性刺激，可以促进膀胱排泄的功能，使膀胱这道代谢的门户保持通畅，进而维持人体内环境的稳态，维持人体阴阳平衡，来达到养生保健目的。

另外，足太阳膀胱经，从头到脚，是人体非常长的一条经脉。简单地说，它从人体内眼角旁（即睛明穴）出发，向上到达头顶，再向后向下经背部、下肢，到达足小趾外侧（即至阴穴）为止。如果整条经脉通畅，从头到足阳气充足，那么外邪（即外界的各种致病原因）则不易侵入，人体就不易生病。正谓"正气存内，邪不可干。"

由上所述，我们可以看出，膀胱经的的确确是人体的"门户"经脉，外在人体的第一防线，保持其通畅，是维持人体健康的重要条件。

下面，我再说说关于膀胱经上俞穴的问题，这也算膀胱经的特色之一。掌握俞穴，既可以提高养生的效果，又可以对人体健康状况作出一个简单的判断——即背诊。

膀胱经上俞穴的含义，俞穴，就是脏腑之气输注于背腰部的腧穴（穴位），故又称为背俞穴。五脏六腑等各有 1 对俞穴，分别位于膀胱经背腰部的第一条线上（即距脊柱最近的一条线上，距后正中线 1.5 寸），且位置大体上与相应脏腑所在部位的上下排列相接近。如图所示。

要应用这些背俞穴，首先应该能够找到，并且最好能够记忆，这样才能更好地用于养生和诊断。

看着背俞穴是比较多，事实上，它们的分布是非常有规律的，它们都分布在人体脊柱正中线（主要在胸椎、腰椎和骶椎）旁开 1.5 寸处，即大都在每个脊椎的棘突下凹陷旁开 1.5 寸处，只要能数清人体脊椎，找到它们并不难。而数人体的脊椎，主要依靠脊柱上的两个标志来数。如图所示。

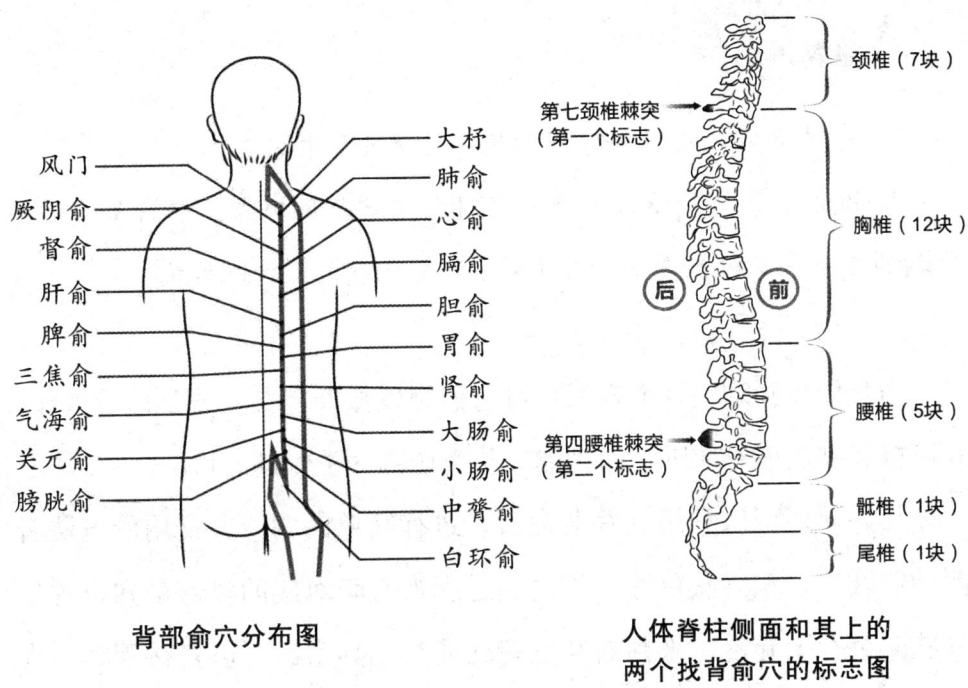

风门
厥阴俞
督俞
肝俞
脾俞
三焦俞
气海俞
关元俞
膀胱俞

大杼
肺俞
心俞
膈俞
胆俞
胃俞
肾俞
大肠俞
小肠俞
中膂俞
白环俞

颈椎（7块）

第七颈椎棘突
（第一个标志）

胸椎（12块）

后 前

腰椎（5块）

第四腰椎棘突
（第二个标志）

骶椎（1块）

尾椎（1块）

背部俞穴分布图

**人体脊柱侧面和其上的
两个找背俞穴的标志图**

但是背俞穴比较多，为了大家更好记忆，我编写了这首背部俞穴歌诀。

背俞穴歌诀：

一大二风三肺俞，

四厥五心六督俞，

七膈九肝十胆俞，

十一脾俞十二胃，

腰一三焦腰二肾，

三四气海大肠俞，

腰五棘下关元俞，

骶一小肠二膀胱，

三四中膂白环俞。

温馨提示

"一大"指的是第一胸椎棘突下旁开 1.5 寸就是大杼穴，"二风"指的是第二胸椎棘突下旁下 1.5 寸就是风门穴，"三肺俞"指的是第三胸椎棘突下旁开 1.5 寸就是肺俞穴，以此类推。

当我们找到这些背俞穴后，对它们施以按摩、艾灸或刮痧等操作，就可以起到调理对应脏腑的功能，从而达到养生保健的目的。

另外，还可以利用这些背俞穴，进行简单的背诊。常用的方法有两种：其一，观察肤色法，指的通过观察脏腑对应的背部俞穴位置的皮肤颜色有无异常，来判断其脏腑功能有无异常。可以直接观察，大都是在刮痧或拔罐等之后来观察较容易些。一般认为特定俞穴位置的皮肤有发红或青紫等颜色改变，则可以反应对应脏腑功能的异常，且颜色越深，问题越大。其二，触摸法，指的是用指腹用力触摸背俞穴位的皮肤，如果对应俞穴有明显的疼痛或颗粒状、条索状凸起，则表示对应脏腑功能的问题。

当然，这种背诊法只是对身体状况的一个大概判断，如果发现有明显异常，建议应该到医院进一步作检查和治疗。这对于一些疾病的早发现、早治疗具有一定的意义。

最后，以下面这首我编写的膀胱经养生歌作为本篇的小结。

足太阳膀胱经养生歌：

人体门户膀胱经，

门户常通好处多，

毒素排，阳气旺，

健康长寿身体壮。

膀胱养生穴位多,

背俞穴外有六穴,

晴明攒竹能明目,

承山承筋与委中,

至阴转胎治头痛。

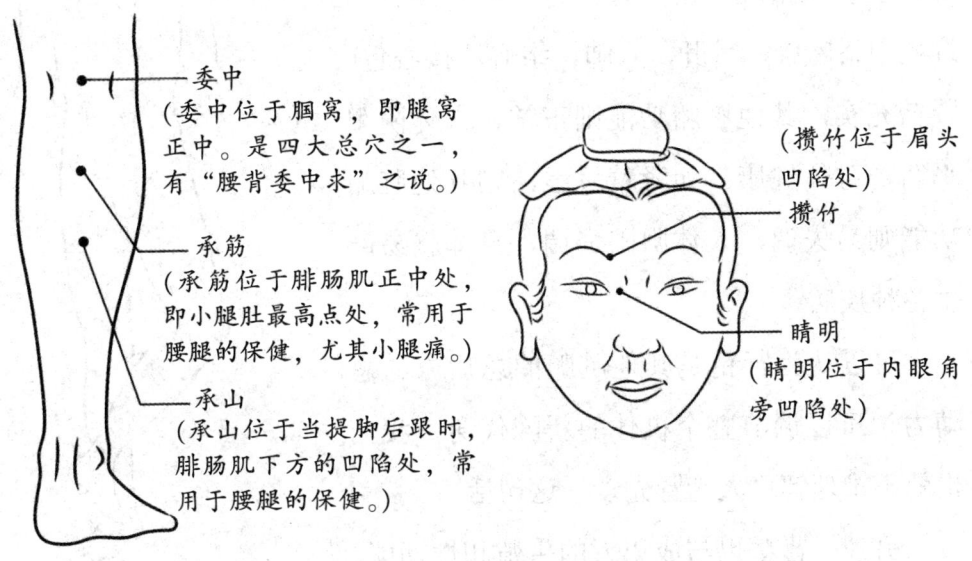

委中
(委中位于腘窝,即腿窝
正中。是四大总穴之一,
有"腰背委中求"之说。)

承筋
(承筋位于腓肠肌正中处,
即小腿肚最高点处,常用于
腰腿的保健,尤其小腿痛。)

承山
(承山位于当提脚后跟时,
腓肠肌下方的凹陷处,常
用于腰腿的保健。)

(攒竹位于眉头
凹陷处)

攒竹

晴明
(晴明位于内眼角
旁凹陷处)

膀胱经养生保健穴位图

养肾抗衰的经脉——足少阴肾经

《黄帝内经》中说，"肾者主水，受五脏六腑之精而藏之"。也就是说，肾精与五脏六腑的功能息息相关（这里，也有经络理论的支撑，肾经在其循行的过程中络膀胱，贯肝，入肺，络心，接心包）肾精充实，其他脏腑功能则正常，人体阴阳平衡，身体健康；如肾精亏虚，则其他脏腑功能则易失调，人体阴阳失调，身体就易产生各种疾病。

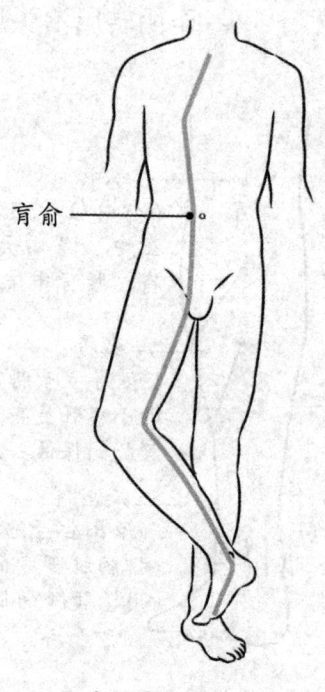

肓俞

足少阴肾经图

可以认为肾精是其他脏腑的总后方、总动力，可以调节整个机体的新陈代谢，我们也就不难理解"人老肾先衰"这句话。

另外，肾精也与成年人的生殖和性功能，以及儿童的生长发育等均有关系。

所以，养生在一定意义来讲，就是养肾。古代众多抗衰老良方，大多为补肾方，也就不奇怪了。

但是，对于大多数老百姓而言，又顾忌于"是药三分毒"的困惑。因此，我们更愿意推广经络养生的养肾良方。

而足少阴肾经就是人体养肾抗衰的一条经脉。

其起于小趾之下，斜向足心（涌泉穴），向后向上，经内踝后，沿下肢内侧后缘向上，沿腹（旁开 0.5 寸）上行，至锁骨下缘。

在养生中，最常用的是肾经的下肢段和腹部段，可以分开来用。

下面，是我编写的足少阴肾经养生歌，供大家参考。

足少阴肾经养生歌：

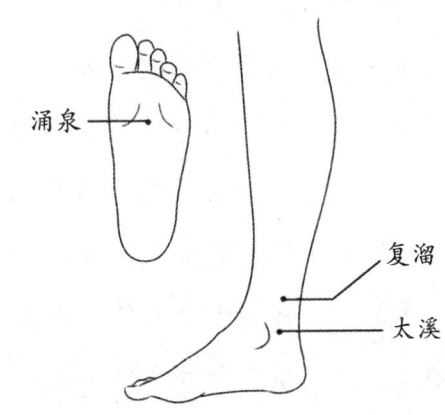

　　养肾抗衰找肾经，

　　儿童养肾助生长，

　　成人养肾精力旺，

　　老人养肾赛彭祖①。

　　养肾穴位有四个，

　　涌泉太溪上复溜②，

　　脐旁半寸取肓俞。

足少阴肾经养生保健穴位图

温馨提示

①彭祖　传说是古代最长寿的人，据说活了800多岁。

②涌泉　位于足底前1/3中央凹陷处。为肾经之井穴，常用于失眠、腰痛、便秘、肾虚等，为保健之要穴。

　　太溪　位于内踝与足跟腱之间的凹陷，为常用养肾保健穴。

　　复溜　位于太溪穴直上2寸，常用于阴虚盗汗等，为常用养肾保健穴。

养生连接五

"151" 经络养肾功

"151"经络养肾功，是我编写的一套经络养肾的小功法。成人可以自我练习，儿童可以在父母帮助下练习，每天1~2遍，受益无限。

"1"——指的是1条肾经（取其下肢段和腹部段）；

"5"——指的是 5 个穴位，涌泉、太溪、复溜、足三里和肓俞穴；

"1"——指的是 1 种呼吸，即腹式呼吸。

具体练习方法如下：

第一步，推肾经。自然站立，双脚与肩同宽，双手搓热，然后缓缓下蹲，分别用左右手掌同时从足踝部开始向上推肾经，并在向上推的过程中，逐渐站立，推至腹部肋弓下（肾经的下肢段和腹部段可以分开推）为 1 遍，共推 15~30 遍。

第二步，按揉 5 个穴位。坐位，用两手分别揉按涌泉穴、太溪穴、复溜穴、足三里穴和肓俞穴，每穴 1~3 分钟。

第三步，做腹式呼吸。站位（如果体质差者，可以仍用坐位），双手搓热，向后捂住腰眼，双眼微闭，舌尖抵上腭，意守下丹田（即关元穴的位置），做 3~5 分钟腹式呼吸（吸气时腹部用力膨出，呼气时腹部凹陷，可参阅第五讲的养生小动作）。然后，缓缓睁开双眼，徐徐咽下口中唾液，用意念引导其下行至丹田，同时，双手自然下垂。

第四步，收功。双手依照从上到下、从内到外的顺序，轻轻拍打四肢，做 3 遍，结束。

护心开窍的经脉——手厥阴心包经

心包,在祖国医学中也称为心包络,是位于心脏外的一层包膜,具有保护心脏的功能。养心可以从心包开始,心包是养心的第一道防线。

另外,常按摩心包经,具有醒神开窍之效,对于预防晕车、头晕、中暑等有一定的意义。

下面是我编写的手厥阴心包经养生歌,供大家参考。

手厥阴心包经养生歌:

> 养心宁神心包始,
>
> 尤善醒神能开窍。
>
> 心包养生有三穴,
>
> 心慌胃痛找曲泽①。
>
> 晕车中暑用内关②,
>
> 养心安神揉劳宫③。

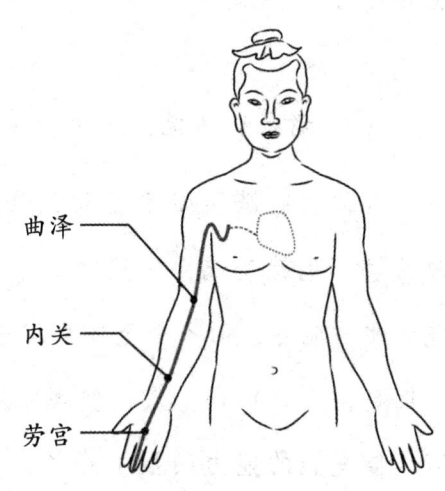

曲泽

内关

劳宫

心包经养生保健穴位图

温馨提示

①曲泽 肘横纹中,筋内侧凹陷处。

②内关 掌横纹上2寸,两筋中间。

③劳宫 握拳屈指,中指尖处可取。

养生实录六

经络养生与中暑

绿树成荫：我今年28岁，在一家单位做会计工作，大多数时间坐在办公室做账办公。每年过夏天，我是最难受了，经常中暑，只要到太阳底下走一会儿，就感觉浑身不舒服，头痛头晕，恶心想吐，回到单位或空调房子就好多了。而且天越热，这种现象就越多见。因此，整个夏天，只要是晴天，我就很少外出，不是在单位，就是"猫"在家里，空调房子里。这样都有好几年了，我又不愿吃药，不知中医养生能有什么好办法？

老杜有话说：一年四季，寒热变换是自然规律。在这个过程中，人体内脏腑阴阳一般也会随之作出相应的调整，来维持正常的生命活动。也就是说，一般情况下，人体本身是具有相当的适应气候环境变化的能力，而不是气候环境一变人就生病。

但是，近些年来，人们发现长期生活工作在空调环境里的人，这种适应气候变化的能力明显下降了，身体越来越"娇气"了，稍微冷一些就易感冒，热一点就中暑，只愿意待在有空调的环境中，即出现了所谓的"空调病"。

你的情况当属这种情况。要减少这种痛苦，我有如下建议：

其一，减少使用空调，至少在家里的时候，希望你能从思想认识到，冬冷夏热是自然规律，应该尽量去适应它，而不是拼命去改变它。

其二，每晚睡前，用手掌分别推手厥阴心包经（上肢段，向下推），足少阴肾经（下肢段，向上推），足阳明胃经（下肢段，向下推),每经各 30~50 次,力度以能忍受为度。

(上述三条经脉请参阅本讲各相关文章)

其三,然后分别揉按太冲、太溪、足三里、合谷、曲泽和劳宫等穴位,每穴 1~3 分钟。

其四,每天最好能抽出一点时间锻炼身体,增强体质。

其五,可以多食小米、南瓜、冬瓜、绿豆、薏米等健脾祛湿的食物。另有一食疗方法,你可以试试。每天取白扁豆、山药片(到中药店买的淮山药饮片)、薏米各等份,用豆浆机打粥来喝。

坚持上述方法,就可以改善你现在的情况。

绿树成荫:现在好多了,谢谢! (一个多月后)

人体水液代谢的指挥官——手少阳三焦经

生活中，肥胖病和风湿性关节炎，这两个病目前发病率非常高，到处可以见到这样的人。肥胖病与家族遗传、内分泌失调、生活习惯，尤其饮食习惯等均有密切关系；而风湿性关节炎，现代医学一般认为是与人体内免疫反应有关的一类疾病。

但是，肥胖病和风湿性关节炎这两个病在中医角度来看，均与人体水液代谢失常、水湿内停有关。而三焦又是人体水液代谢的总指挥官。

有些人对"三焦"这个腑不太理解，因为它在西医解剖上是找不见的，是中医上特有的一个内脏。如下图所示：

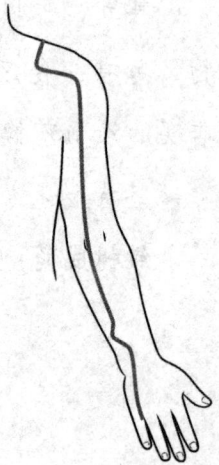

手少阳三焦经图

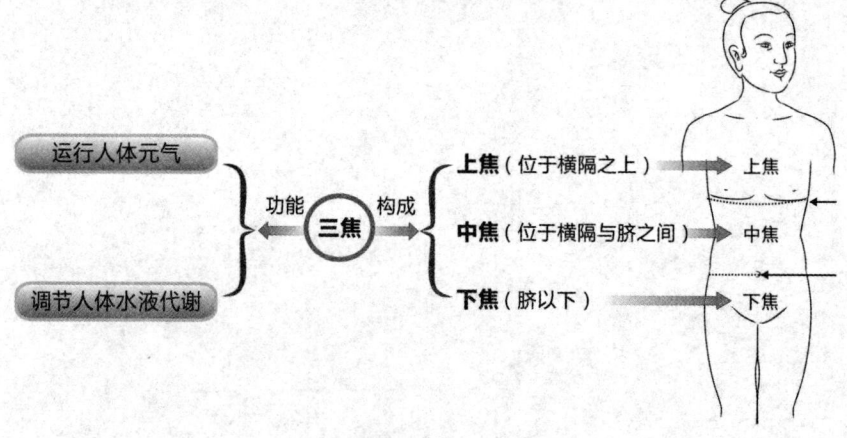

三焦的功能和位置图

三焦主要具有运行元气和体内水液的功能。元气是人体最重要的一种气，是生命的原动力，来源于肾，主要通过三焦散布五脏六腑，营养全身。我们尤其要注意三焦运行体内水液的功能,正如《类经》中说:"上焦不治则水泛高原,中焦不治则水留中脘,下焦不治则水乱二便。三焦气治,则脉络通而水道利,故曰决渎之官。"

所以当三焦运行水液功能失常时就易发生肥胖、风湿性关节炎、便秘等常见病。

三焦经的循行,可以简单的描述为,从无名指出发,向上,经上肢外侧中线,到锁骨上窝外,分两支,一支入胸腹联结三焦;另一支继续上行到面部。在日常养生保健中,我们更常用其上肢段。我们每天可以推推三焦经的上肢段,同时揉揉其上的保健穴,就可以促进人体水液代谢,从而可以减少这一类疾病,达到保健的目的。

下面是我编写的手少阳三焦经的养生歌,供大家参考。

手少阳三焦经养生歌:

　　　运行元气与水液,

　　　三焦常通代谢畅。

　　　三焦养生有四穴,

　　　无名甲角取关冲,

　　　中渚支沟丝竹空。

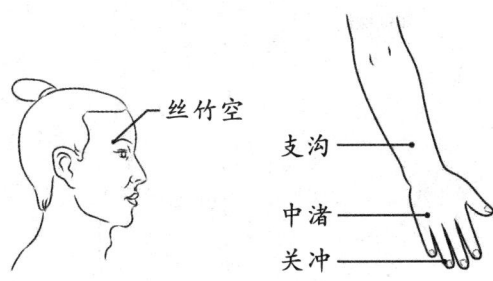

三焦经养生保健穴位图

温馨提示

中渚　微握拳,在四、五掌骨之间,掌指关节后的凹陷处。擅长清热祛湿,常可揉按。

支沟　腕背横纹上3寸,两骨之间的凹陷。是风湿、肥胖、便秘等常用保健穴。

丝竹空　位于眉梢末凹陷处。常揉,可预防上睑(即上眼皮)下垂,具有美容功效。 ☺

常需推和敲的经脉——足少阳胆经

"肝胆相照"，这个成语很形象的描述了肝和胆的功能关系密切，相互影响（可参阅第二讲的养肝说）。肝性喜条达、舒畅，主谋虑，且足厥阴肝经为阴经；而胆性喜排泄（胆汁），主决断，且足少阳胆经为阳经。

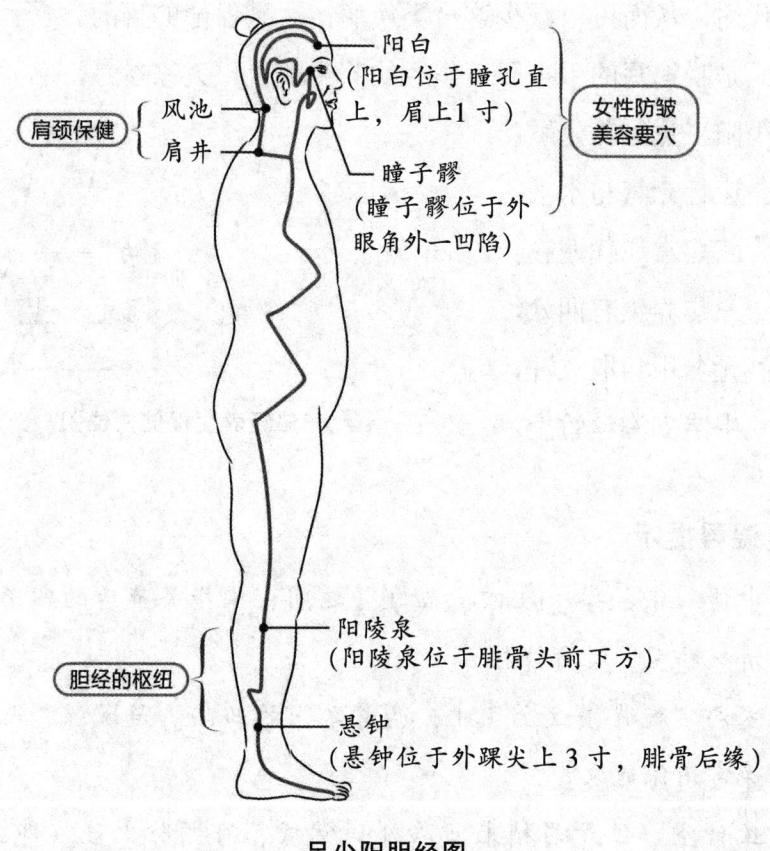

肩颈保健 { 风池 / 肩井

阳白
(阳白位于瞳孔直上，眉上1寸)

瞳子髎
(瞳子髎位于外眼角外一凹陷)

女性防皱美容要穴

胆经的枢纽 {

阳陵泉
(阳陵泉位于腓骨头前下方)

悬钟
(悬钟位于外踝尖上3寸，腓骨后缘)

足少阳胆经图

因此在经络养生中，我们常常可以通过泄胆（经）而达到疏肝

(经) 的目的。

而且,足少阳胆经循行很长,起于眼外角,在头面部多次绕行后下行,经胁肋部,走下肢外侧中线,到达足部。

故,经常对胆经从上至下的推和敲 (胆经的胁肋部用掌根推,下肢段用空拳敲) ,以保持其通畅。对于头面部和肩颈的保健,以及维持肝的疏泄功能具有重要的保健意义。

另外要特别注意胆经上的阳陵泉和悬钟这两个穴位,它们可以认为是胆经的枢纽点,在推和敲完胆经之后,一定要记得揉按或敲打它们,往往使胆经更加通利,为胆经养生之要穴,尤其在口苦、胸闷、月经不调,以及患有风湿性关节炎等情况下的保健。

下面是我编写的足少阳胆经的养生歌,供大家参考。

足少阳胆经养生歌:

常通胆经能疏肝,

胁肋部推下肢敲。

胆经养生有六穴,

枢纽悬钟阳陵泉,

防皱阳白瞳子髎,

风池肩井保肩颈。

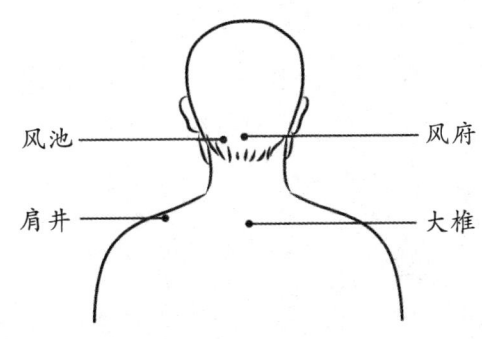

足少阳胆经养生保健穴位图

养生实录七

肩颈的自我保健法

跳跳糖:我是一名小学教师,经常低头备课和批改作业,时间久了,肩颈时常酸困、疼痛。不知自我保健有何方法?谢谢!

老杜有话说：这可以算是一种职业病了，很多老师、会计等经常伏案工作的人，常有这种痛苦。我向你推荐一套肩颈的自我保健方法，可以在课间或早晚练练，可以改善你的情况。

第一步，坐位或站位，先做颈椎操（参阅第五讲的养生小动作篇）。

第二步，用一只手的中指和无名指揉按风府穴，再分别用两只手同时揉按两侧的风池穴，然分别揉按两侧的肩井穴，每穴1~3分钟。

第三步，用一只手的中指和无名指指腹用力擦大椎穴，直到发热发烫即可。

注意，在练习整个肩颈自我保健操的过程，可以舌尖抵着上腭，待口中唾液满时可以徐徐咽下，既可以养护嗓子，又可以咽唾以养肾。

养肝重在疏肝——足厥阴肝经

肝最害怕"郁",而在日常生活、工作中产生的一些不良情绪（如闷闷不乐、生气等）最容易让肝"郁"。因此，养肝的核心思想应以疏肝为主，保持肝的疏泄功能正常，很多肝病、妇科病、生殖病等就可以离你很远。

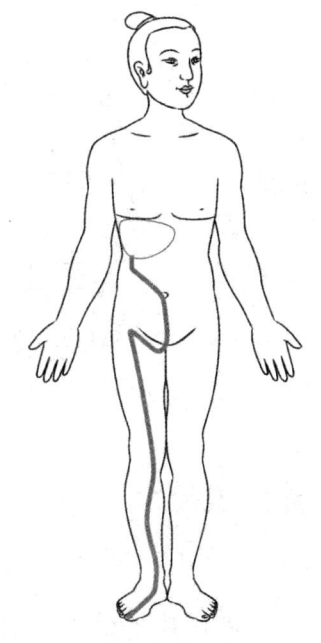

所以，养肝重在疏肝。而经常按摩肝经和其上的一些穴位（以及前面讲的胆经和其穴位），就有这样的功效。

而要按摩肝经先应该知道肝经的位置。肝经的循行，简单地说，是从足大趾内侧（大敦穴）发出，向后，经内踝前方，沿小腿向上，在内踝上 8 寸后转行下肢内侧中线上行，绕阴器（即生殖器），到腹部入肝。

足厥阴肝经图

在经络养生中，最常用的是肝经的下肢段，同时也会用到其腹部段，比如在调理月经不调、痛经等疾病时。

下面是我编写的足厥阴肝经的养生歌，供大家参考。

足厥阴肝经养生歌：

日常生活易"肝郁"，

肝病妇科生殖病，

它们就会找上门。

是故养肝重疏肝，

疏肝常推肝胆经，

肝经养生有三穴，

大敦行间与太冲。

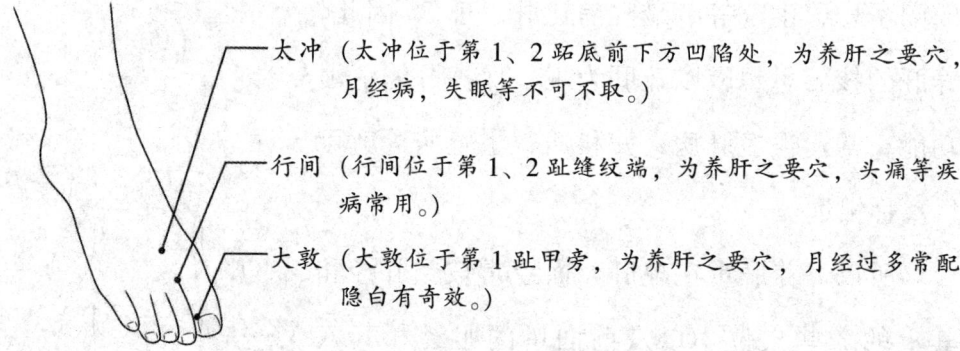

太冲（太冲位于第 1、2 跖底前下方凹陷处，为养肝之要穴，月经病，失眠等不可不取。）

行间（行间位于第 1、2 趾缝纹端，为养肝之要穴，头痛等疾病常用。）

大敦（大敦位于第 1 趾甲旁，为养肝之要穴，月经过多常配隐白有奇效。）

足厥阴肝经养生保健穴位图

养生链接六

日常经络养肝法

在日常生活中，肝脏是很容易出问题的一个内脏，尤其常见"肝郁"。因此，掌握一些简单易行的保养肝脏的方法是有意义的，此套经络养肝法很适合大家日常保健。早晚练习，可以起到疏肝理气，保健肝脏的目的。

第一步，向下推和敲胆经（胁肋段用掌根推，下肢段用空拳敲），两侧各 30~50 遍（坐位或卧位），先左后右。

第二步，向上推肝经（下肢段），两侧各 30~50 遍，先左后右。

第三步，分别揉按大敦、太冲、三阴交、悬钟、足三里和阳陵泉等穴位，每个穴位 1~3 分钟即可。

第四讲

尊重自然，顺时而养

一年有四季，春夏秋冬，周而复始，阴阳寒暑等气候环境随之更替，万物生灵随之变化，这是自然规律。

而"人以天地之气生，四时之法成"，也就是说人类本身就是大自然的一分子，我们的生命活动也会受到春夏秋冬四季气候环境变化的影响。

如果我们能够顺应这种自然气候环境的变化，合理安排我们的生活、工作、饮食和起居等，我们就能在很大程度上减少疾病，维持健康，延缓衰老；反之，则容易产生各种疾病和痛苦，甚至损寿死亡。正如《内经》所言"故阴阳四时者，万物之终始也，死生之本也，逆之则灾害生，从之则苛疾不起，是谓得道。"

所以，尊重自然，顺时而养，充分体现了祖国医学的"天人合一"的整体观念，也集中反映了中医养生"治未病"的特色和智慧。

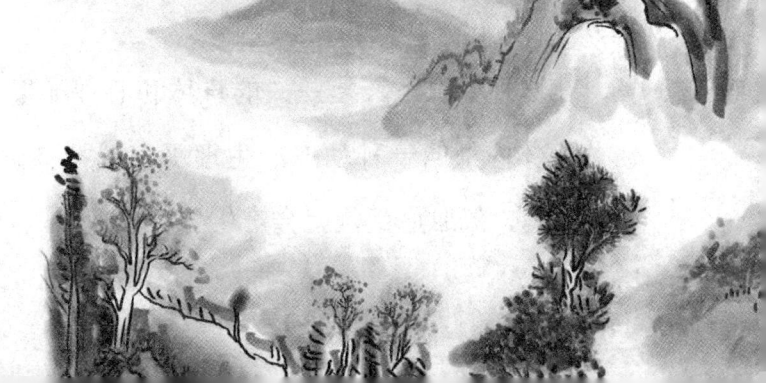

春季养生之絮语

天街小雨润如酥，

草色遥看近却无。

最是一年春好处，

绝胜烟柳满皇都。

——唐·韩愈

唐代诗人韩愈这首描写早春的诗句，脍炙人口，道尽"最是一年春好处"的清新亮丽的美景。

可是就在这春回大地，万物复苏，一派生机勃勃的春色之下，一些人却不得不"享受"着"春困"、过敏、流感、肝炎等不适或疾病带给他们的另类感受。

其实，这也不奇怪。春季包括立春、雨水、惊蛰、春分、清明和谷雨共 6 个节气。春季为一年伊始，正处在由寒转暖，阴气渐衰，阳气上升的特殊时期。而且天气变化并不是一路转暖，而是寒热往来，正如民谚所说："春天的天，孩儿的脸"，变化无常。另外，昼夜温差也大，在西北地区还十分干燥，风沙大。再加上一些城市空气污染严重等。

在这种情况下，一些人的身体和心理如果不能很好地适应这种变化，人体内部的一种动态的生理平衡就被打破了，人体的阴阳失调，脏腑失衡，气血逆乱，就会产生各种不适感，甚至患病。

所以，经历了寒冬，在"风和日丽"的春天，不要忘记根据这个季节的特点，合理安排我们的饮食、起居等，以减少季节疾病，维持身体健康。这正是我们春季养生所要做的。

下面是一首我编写的春季养生的歌诀，把春季的特点和其养生要点总结出来，供大家参与使用，并请同时参阅书后附篇《四季养生图》。

春季养生歌：

> 春季复苏万物生，
>
> 多风多燥天易变。
>
> 感冒多，过敏多，
>
> 流脑水痘传染多。

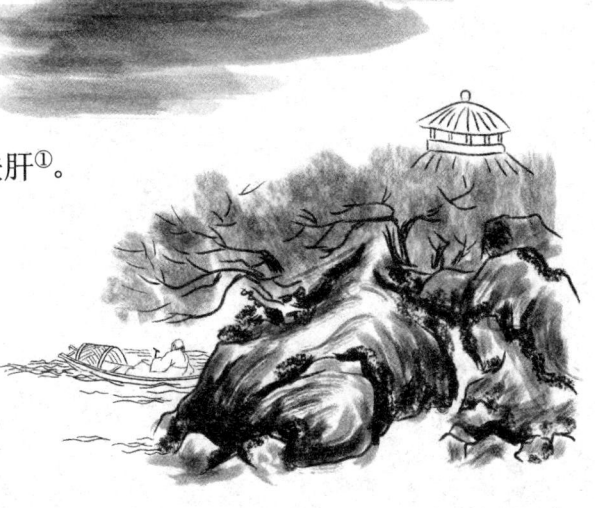

> 春季养阳衣慢换，
>
> 常"嘘"明目木扶肝①。
>
> 皮肤保湿要防晒，
>
> 春月少酸宜食甘，
>
> 疏肝理气不伤脾，
>
> 青菜白食②要多食，
>
> 养肝润肺记心上。

🖋 **温馨提示**

①古代六字导引养生功法之一，在春季常发"嘘"声，可以养肝，发"嘘"时，声音不可过大，以防精气泄露，把"嘘"字的气放尽了，就用鼻子往回吸清气（新鲜的空气），同时睁圆双眼，一般这样一"嘘"一吸为1次，共做24次，可以起到疏通

肝经，进而达到养肝的目的。

　　②"青菜白食"，指的是芹菜、小油菜、菠菜、韭菜、香椿、藕、银耳、梨、百合等绿色的和白色的食物。

春应肝而养生

肝在五行中属木，性喜条达、舒畅；而春季万象更新，阳气升发，亦属于木。所以春季养肝，是应自然之规律，顺时而养，顺势而养。

那么到底该怎么养肝呢？我总结了如下四点。

其一，养肝有四法，调情应为先。肝为刚脏，很容易受到情绪的影响而致其功能失调，进而产生各种不适和疾病，如下图所示：

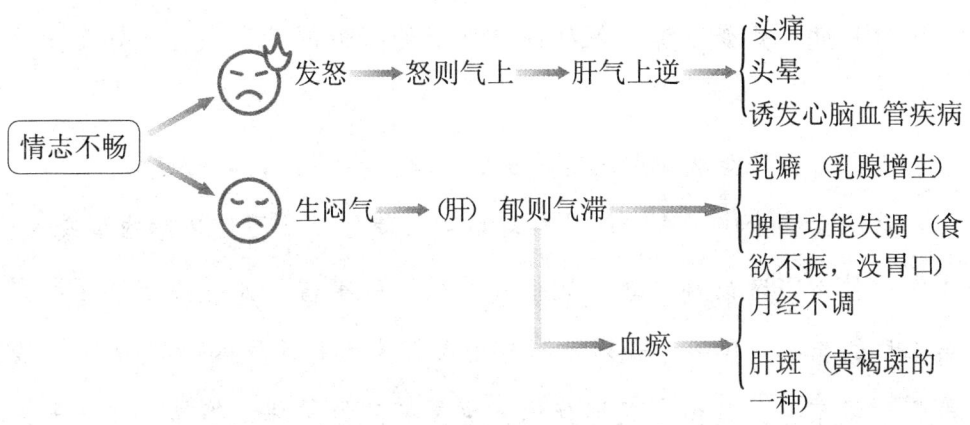

情志与肝有关疾病的关系图

因此，养肝首先要保持情绪愉快，正如《寿世青编》（清·尤乘）中所言："故养肝之要，在乎戒忿，是摄生之第一法也。"

养生链接一

如何保持良好的情绪——情志养生

人非草木，故常因生活、工作中的一些事情而产生喜、怒、忧、思、悲、恐、惊等各种情绪；人又非圣贤，难免患得患失，而情绪波动。

但是有一点是明确的，长期不良情绪的刺激，确实会使人体气血逆乱、脏腑失调，而导致人体患病，对于这一点几千年来的祖国医学早有定论，并把情志（情绪）致病早就列为人体病因之一。

因此，情志养生，也是重要的养生方法之一，正如《内经》中所言："恬惔虚无，真气从之，精神内守，病安从来。"

那么，对于我们普通老百姓而言，如何才能在这纷繁、变换、复杂的社会，经常保持良好的情绪，保持一颗宁静的心？

其实，这也是一种修行，一种内心的修行，刚开始，是需要用意志力对我们日常的情绪进行一定的调控。时间久了，当这种修行达到一定的程度，处变不惊，保持一种良好的心情便成了一种自然而然的事情了。

下面，我只能就如何化解不良的情绪，谈几点具体的方法：

第一，移花接木法。就是暂时不去想使你产生不良情绪的事或人，去做一件你平时最喜欢做，又很容易做到的事情。如听音乐（可参阅第二讲的养生链接一：音乐养生与心血管疾病的预防篇），写大字，看电影，做家务，逛街，锻炼身体，去美容院做护理，等等。在转移注意力的同时，让时间去抚平不良的情绪。

第二，聊天、"诉苦"。找个同学、朋友、熟人、网友，告诉他们你的不快、委屈或令你悲伤的事情（当然也要注意保护自己隐私的前提下）。当你讲出来，并且有人聆听了，你的不良情绪可能就会好很多，甚至会烟消云散了。

第三，找个地方，把"不快"或"悲伤"喊出来，唱"飞了"。

第四，同时可以揉按合谷、神门、膻中、太冲等穴位（详见第三讲的相关文章）。

其二，食疗养肝。"食物入口，等于药之治疗，同为一理"（《本草求真》）。食物不但给人体提供生命活动所需的水谷精微等营养物质，而且还可以调节脏腑功能，补虚泻实之效。因此，饮食不但可以充饥，亦可以养生，这也是祖国饮食文化的精髓所在。

在春季，可以多食以下一些食物，以适应春天阳气升发和肝的疏泄之需要。如香椿，常称之为树上的蔬菜，既养肝，又有丰富的营养；韭菜，俗话说"正月葱、二月韭"，春季多食韭菜既可疏肝，又可顺应天道，充分养阳；再如菠菜、小油菜、芹菜、牡蛎、蒜苔等，皆有升发阳气和疏肝的功效（可参阅书后附篇《四季养生图》）。

其三，"春嘘明目木扶肝"（《孙真人卫生歌》）——吐纳导引养肝法。"嘘"为传统吐纳导引养生功六字诀之一。在《养性延命录》（梁·陶弘景）中说："吹以去风，呼以去热，唏以去烦，呵以下气，嘘以散滞，呬以解极。"因此，春季在坐卧时常发"嘘"声可以疏肝养肝，其中之妙，尽在其中。

其四，经络养肝法。（参阅第三讲的养生链接六：日常经络养肝法）

春季饮食和起居的调养

春季阳气升发，天气干燥，且寒热往来，容易变化。据此，我们在春季的饮食上注意以下三点：

第一，可以适当吃一些辛温发散的食物，如枣、葱、花生、姜、香菜等，以助春阳之需。但不宜过多，尤其是体质比较差的人，以免腠理（即皮肤纹理）毛孔开泄过度，外邪（外界各种致病原因）乘机侵入人体而致病。

第二，可以多食养肝食物（如前篇所述），但同时应当少酸多甘。因为酸味入肝，甘味入脾，以防春季肝气太旺，伤到脾胃，从而影响到饮食消化。

第三，适当增加润肺的食物，如银耳、百合、梨等，以减少减冒、皮肤过敏等。

春季起居，正如《内经》中说："夜卧早起，广步于庭，被发缓形，以使志生"。"夜卧"当以晚 11 点之前入睡，"早起"以太阳渐升时起床。以沐浴春日的暖阳，使身心感到舒畅，顺应春季生成之气。

经过寒冷的冬天，春天天气逐渐转暖。一些人，尤其是一些女性朋友就迫不及待地脱下厚重的棉衣，换上轻便而漂亮的春装。其实，关于春季的衣着，我建议大家可以"春捂"为原则，因为春季气候变化快，乍暖还寒，不宜换衣太快，尤其以下厚上薄为好，以护正气，从而减少感冒等疾病。

养生链接二

春季养生茶

养生茶以其简单、灵活、有效,深为大家喜爱。可以在工作、生活之余,制作和饮用,既可以养生,又可以陶冶情志,值得推广。下面,我介绍三种春季常用的养生茶,供大家参考使用。

1.菊花明目茶　贡菊50克、枸杞子50克混合,每次取少许(5~10克),再加冰糖2~3块(糖尿病患者不加),泡水如茶饮,泡到没味,可以倒掉重新再泡。可以养肝肾,明目,尤其适合用眼过多者,电脑工作者等。

2.陈皮健脾美容茶　陈皮50克、山药30克、生山楂30克、玫瑰20克混合,每次取少许(5~10克),外加大枣1~2枚,冰糖2~3块(糖尿病患者不加),泡水如茶饮。具有健脾养血,悦泽容颜之效。

3.麦冬润肺清火茶　麦冬50克、百合50克、贡菊30克、金银花20克混合,每次取少许(5~10克),加冰糖2~3块(糖尿病患者不加),泡水如茶饮。具有防燥,润肺,清火之效。

"春困"是怎么回事

一年之计在于春，在春回大地，万物复苏的大好时节，正时我们生活、工作和学习的新开端。可是有些人老感觉瞌睡、四肢乏力、没精神，即所谓"春困"。为什么会有"春困"，这好像与这个季节格格不入。

其实，"春困"现象很常见，可以认为是季节性反应。其主要原因有如下几条：首先，由于春天逐渐由寒转暖，万物复苏，人体的皮肤毛孔、汗腺开始舒张增加，皮肤血液循环也旺盛起来，大脑的供血相对减少有关。其次，春天人体新陈代谢比冬天也要旺盛，人体对气血等营养质的需要量增加，如果人体每天摄入的营养物质跟不上人体的心脏、大脑等器官的需要量，也会产生嗜睡、乏力等现象。

另外，极少数人出现严重的"春困"现象，也要考虑一下肝病（如肝炎等）、消渴症（糖尿病）等病理性原因。也就是说，当"春困"比往年非常明显，一般养生又无法改善，一定要去医院规范检查，以免耽误病情。

那么，一般性"春困"现象，怎样才能改善呢？我有以下几点建议：其一，培养早睡早起的好习惯，以顺应春天阳气渐升的自然规律，保持充分的体力和精力。其二，每天多些运动，抽些时间锻炼身体。中医认为阳主动，阴主静，多运动有利于提升人体的阳气，阳气充足则精力充沛。其三，饮食应参考前篇文章的春季饮食调理。其四，早晚可以按揉或艾灸关元、足三里、大椎和太冲4个穴位,以提升阳气,缓解"春困"。

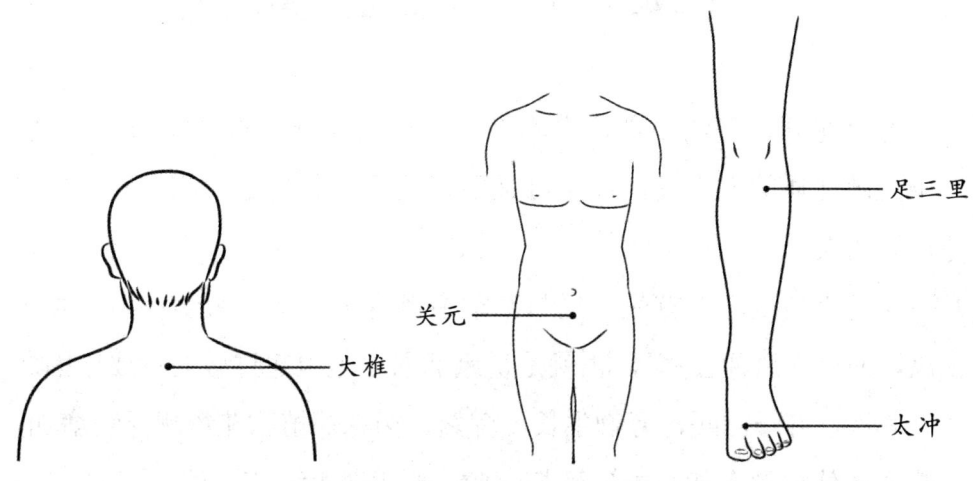

缓解"春困"的穴位图

过敏体质，春季怎么过

春暖花开，万物复苏，春季是一个令人精神振奋的季节。可是，对于过敏体质的人来说，日子可是不好过了，尤其是对花粉、紫外线等过敏的人。

这是为什么呢？首先，这与春季多风有关。祖国医学认为，春季主风，而"有风便会痒"，也就是说风邪入侵是引起过敏的重要原因之一。其次，春季回暖，万物生长，柳絮、杨花等植物花粉飘浮物增加，一些过敏体质的人就可能出现打喷嚏，皮肤发痒，长红色小丘疹（小疙瘩）等过敏现象。另外，春季干燥、风沙大，这在我国中西部地区表现得尤为明显，增加对人体皮肤黏膜的刺激而诱发过敏。再次，春季太阳光中的紫外线逐渐增强，尤其在公历 3 月份开始，过敏体质的人很容易对中、长波紫外线敏感，而出现过敏现象。

那么，如何减少春季过敏，尤其是对于过敏体质的人的来说，显得尤为重要。

首先，外出要适宜。如果外面风沙大、空气质量差，可尽量减少外出。如果对花粉过敏者，应减少到公园、植物园等植物多的地方去。减少到人群聚积的地方，如超市、影院等。外出可以使用防晒霜（注意过敏体质的人在使用前，应做一下皮肤测试，以防对防晒霜也过敏），以减少对紫外线过敏的概率。

其次，外出穿衣要合适。俗话说"春捂秋冻"，春季天气变化快，不要急于换薄衣服，以防受冻受风，更易诱发过敏。

再次，起居要规律。春季可以早睡早起，以充分培养人体的阳气，提高抵抗力,从而减少过敏。

另外,过敏体质者,每晚睡前,从下向上推足太阳膀胱经（腰背段）30~50次,然后再从上到下推手太阴肺经（上肢段）30~50次,再分别揉按曲池、合谷、血海、足三里、三阴交和太冲等6个穴位,每穴1~3分钟。（上述经脉和穴位详见第三讲的相关文章）。

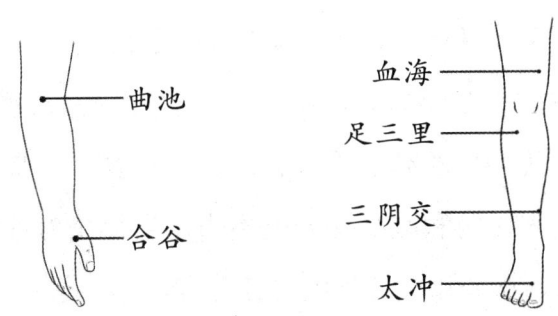

调理过敏的穴位图

最后,平时可以多吃些养肺润燥的食物,如藕、银耳、梨、蜂蜜等食物,少吃辛辣、鱼虾、牛羊肉等发性食物。

养生链接三

百合润肺粥

食材：百合20克、莲子（去芯）20克、枸杞子10克、粳米100克、冰糖适量。

做法：先将莲子去芯,然后将百合、莲子、枸杞子、粳米淘洗干净备用。先把大米、莲子、百合放入锅中,加入适量的水,用武火（大火）把水烧开了,再加入枸杞子同煮,改为文火（小火）煮,至米烂汤稠即可关火,加入冰糖搅拌即可食用。

功效：能养阴,防燥,润肺,可用于春季保健,也可用于过敏体质者的保健。

春季如何减少感冒和传染病

春季处在一个由寒转暖的过渡时节，具有昼夜温差大，天气易变化，干燥、多风等特点，而且"风为百病之长"。

因此，春季也是感冒、咳嗽、咽炎等呼吸系统疾病，以及肝炎、水痘、流感等传染病的高发季节。那么，在春季，掌握一些养生保健知识和方法，来预防和减少这一类疾病，显得尤为重要了，尤其是对于儿童、老人、孕妇以及身体虚弱者而言。

预防的思想，即"治未病"的观念，是贯彻于整个中医养生的核心思想，而"治未病"的关键又在于提高人体的抵抗力，即培养人体的"正气"。当我们的"正气"充足了，抵抗力也就高了，也就不容易生病了，尤其是对于感冒、传染病等这一类外感性疾病而言。正如古人所言："正气存内，邪不可干；邪之所凑，其气必虚。"

另外，还要特别重视养肺，因为肺主气，司呼吸，又主皮毛（详见第二讲的养肺说），也就是说，当肺功能好，外邪（外界各种致病原因）就很难从口鼻皮肤，从外侵入人体而致病。

下面，我具体列出一些方法，供大家参考。

其一，春季宜早睡早起，顺应自然规律，充分培养和调动我们体内的阳气，以抵御疾病。

其二，春季合理饮食（参见本讲的春季饮食和起居调理篇以及书后附录的《四季养生图》），以提供人体充足的营养物质，来维持春季人体旺盛的生命活动。

其三，增加户外活动，适当参加体育锻炼。

其四，每天按揉（或艾灸）足三里、关元和大椎三个穴位，以振奋阳气，提高人体抵抗力。儿童睡前可加捏脊法（详见第三讲的相关文章）。

其五，注意个人卫生，尤其注意勤洗手。现代医学研究发现，许多传染病均可经手接触传播。养成每天回到家，先用洗手液或肥皂用流水洗手的好习惯。

其六，室内每天勤通风，尤其在室外空气质量比较好的时候，充分保持室内空气流通，对于减少呼吸系统疾病很有意义。

其七，穿衣遵守"春捂"的原则，尤其是下厚上薄等，以防受凉感冒等。

以上是我关于春季养生的预防季节病的一些心得。可谓：疾病无情，避之有道。

养生链接四

关于慢性咽炎的小偏方

嗓子经常"哼呵"不舒，慢性咽炎者，可以运用下面这个利咽养生茶，效果不错。

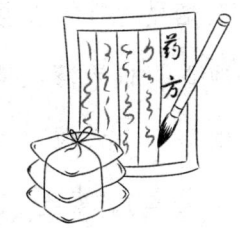

取胖大海 8 克、生草 12 克、金银花 15 克、菊花 10 克、玄参 10 克、沙参 10 克、葛根 10 克、桔梗 15 克、生山楂 8 克、丹参 8 克混合，每次取少量（5~10 克），可加冰糖 2~3 块，泡水如茶饮，泡得没味了可以倒掉，重新泡，每天可以换 2~3 次中药。同时注意，在咽炎急性发作期，应该尽量减少用嗓。

养生链接五

慢性鼻炎的中医养生疗法

慢性鼻炎，经常合并鼻窦炎，男女老少均可患此病。大多为感冒或急性鼻炎反复发作，或者没有彻底治愈，迁延不愈而形成的。主要表现为鼻塞、流鼻涕、嗅觉下降或丧失，时轻时重，反复发作。如果长期未愈，可引起头痛、记忆力减退、中耳炎等。因此，应该尽早治疗。

我总结了一套用刮痧和艾灸相结合的方法，简单方便，效果不错，推荐给大家。

一般采取先刮痧，后艾灸的顺序。刮痧每隔 1~3 天操作 1 次，艾灸可以天天灸，直到缓解或痊愈。

刮痧，一般最好选用矩形水牛角刮痧板（如果没有，可以用水牛角梳子背替代），分别对足太阳膀胱经（腰背段，按从下到上的方向）、手太阴肺经（上肢段，按从上到下的方向）刮痧 30~50 次。注意，刮痧前，应先在刮痧的部位涂上刮痧油或麻油（即香油等），主要起到润滑作用。

艾灸，选用纯艾条（最好选用无烟艾条），直接灸大椎、合谷、迎香、口禾髎、四白、鼻通穴、印堂等 7 个穴位（可参阅第三讲的相关文章），每个穴位灸到发红充血即可。注意，要特别注意安全，防止艾条燃烧后的烟灰掉下来烫伤皮

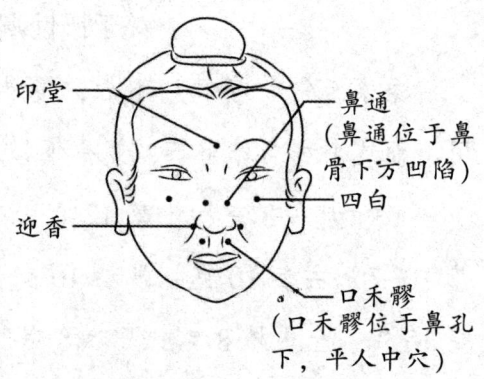

慢性鼻炎的中医养生穴位图

肤，同时艾灸时顾客或患者应该闭眼，坐位或卧位均可。

女性春季皮肤的保养很重要

春季天气干燥,温差大,忽冷忽热变化快,日照也逐渐变长变强。而人体皮肤的新陈代谢也随之增强。在这种情况下,如果没有对身体和皮肤进行恰当的保养,就很容易出现皮肤干燥、起癣、脱皮、皮肤过敏、面部色斑、痤疮等。因此,在春季,皮肤的保养,尤其是对于很注重外观皮肤的女性朋友来说,是很重要的事情。

在春季皮肤保养方面,重点注意以下几个问题:

其一,注意清洁皮肤。春季,皮肤腠理(纹理)疏松,代谢开始增强,皮脂腺分泌也开始旺盛。这时候,清洁皮肤很重要,是保养皮肤的第一步,而洁面用品的选择又是其中的关键。对于油性皮肤、混合性皮肤(指的是面部"T"字区油,面颊部干的皮肤),最好用泡沫型洗面奶;对于中、干性皮肤,最好使用无泡沫型洗面奶,以减少对皮肤的刺激。另外,也应注意一下洗脸水的温度,建议使用凉水洗脸(当然皮肤特别油,可以用温水洗),这样也可以增加皮肤的弹性。

其二,日常生活减少使用或不使用粉底等单纯性修饰性化妆品。以减少粉底微粒堵塞毛囊毛孔,从而影响逐渐增强的皮肤新陈代谢。

其三,加强皮肤的保湿和营养。在春季,可适当增加使用具有保湿、滋养皮肤的水、乳、霜等化妆品。我们发现,在春季,皮肤保湿方面做得越好,皮肤色斑、皮肤过敏等皮肤问题发生率越低。

其四,注意防晒。在每年的三、四月份,日照开始变强,紫外线对皮肤的伤害开始增加,人体皮肤的色素沉积也开始增多,面部色斑也容易发生或加重。所以，在春季外出时，可以根据外出的时间和天气情况，酌情使用防晒霜，其 SPF（防晒指数）在 15 左右就可以了。

其五，春季防"上火"，减少痤疮的发生。在春季，阳气渐升，天气又偏干燥，人体很容易出现"上火"现象。痤疮，即我们在生活中常说的暗疮、粉刺、"青春痘"等这一类皮肤问题，它们的发生与人体"上火"有密切的关系。减少人体"上火"，就可以减少痤疮等的发生。尤其是对于处在青春期和油性皮肤的人来说。

如何防"上火"？平常注意多饮水，多吃养阴润燥的食物，如梨、藕、银耳、蜂蜜等，也可以取菊花、金银花等泡水喝等就可以了。

在美容界常说：没有丑女人，只有懒女人。我再加上一句话，还有不会保养的女人。其实，在春季，只要根据季节和人体皮肤的特点，对人体和皮肤做出恰当地保养，在春季万物呈新，人体代谢增强的时候，我们的皮肤就会更加容光焕发，光彩照人。

养生链接六

春季养颜粥

食材：山药 20 克、百合 10 克、银耳 20 克、玫瑰 5 克、大枣 5 枚、粳米 100 克。

做法：先把鲜山药洗净切成薄片（如没有鲜山药，可以到中药店买淮山药饮片），玫瑰洗净，并把花瓣一片一片撕下来，再把其他食材洗好备用。先把银耳和粳米放入锅中，加入适量的水，先用武火（大火）把粥煮开了，再加入山药、百合、大枣，改用文火（小火）慢熬，至米烂汤稠即可关火。然后入玫瑰花瓣，加入少许冰糖或蜂蜜，搅拌，即可食用。

功效：可以益气养血，润肺养颜。适用于春季美容保健。☺

夏季养生之絮语

春去夏来，夏日炎炎，万物繁盛。正如《内经》中所言："夏三月，此谓蕃秀，天地气交，万物华实。"

夏季三月，一般在公历的5~7月份，包括立夏、小满、芒种、夏至、小暑、大暑等6个节气。夏季炎热，人体出汗多，体表皮肤蒸发水分也多，很容易伤及人体津液（人体内正常水液的总称）；夏季常挟暑挟湿，极易出现中暑，以及由于脾胃功能低下，而出现食欲不振、腹胀腹泻等现象；夏季昼长夜短，人们睡眠时间很容易不足，加之夏季烦闷，也易诱发心脑血管疾病等。

所以，在夏季，我们应根据其气候特点，以及我们身体的生理特点，对我们的饮食、起居等方面作出适当的调整和保养，以期减少疾病，呵护健康，这正是我们夏季养生所要做的事情。

为了方便大家学习和应用，我特意把夏季养生的要点编成歌诀，供大家参考，并请同时参阅书后附录的《四季养生图》。

夏季养生歌：

夏日炎炎日照强，

万物正长食欲差。

贪凉中风腰腿痛，

中暑日晒斑爱长。

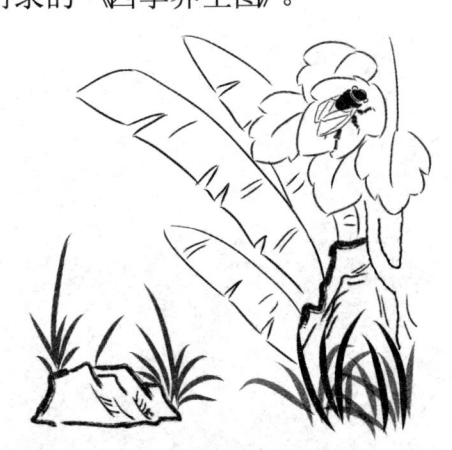

夏季养心要健脾，

　　天热常"呵"心火灭[1]，

　　食宜清淡易消化，

　　要午睡，莫贪凉，

　　饮食洁净防晒伤。

✒ **温馨提示**

　　[1]古代六字导引养生功法之一，在夏季，常发"呵"声，可以养心清心火。发"呵"时，同时把双手放上头顶上方，手心向上交叉，把"呵"字的气放尽了，就用鼻子往回吸清气（新鲜的空气），一般这样一"呵"一吸为 1 次，共做 24 次，可以起到养心安神，清泻心火之妙。

夏季应心而养长

夏季炎热,阳气正盛,万物正长;而心在五行属于火,为阳中之阳,所以夏季很容易心火太旺,而出现口舌生疮,心烦意乱,影响睡眠,甚至诱发心脑血管疾病。因此,夏季养心,重在清心安神。这对于减少口舌生疮,改善睡眠,甚至预防心脑血管疾病是很有意义的,尤其对于中老年人而言。

至于具体心的功能和一些养心方法,我在前面第二讲的养心说文章中讲了很多,大家可以查阅。在这里我结合夏季的特点,关于养心再补充四点:

其一,夏季养心要注意午睡。夏季昼长夜短,天气炎热,人们很容易睡眠不足。而在闷热的中午,又恰是手少阴心经经气正旺盛的时候 (午时 11~13 点)。这时候睡上半小时到 1 小时的午觉,既可以补充晚上睡眠不足,又逢养心宁神的绝好时机。如果实在没有条件午睡,可以做一做"静坐养心功" (参见其后夏季的起居调养篇的养生链接)。

其二,夏季养心,重在宁神。夏季炎热,而心又属火,故很容易心火太旺,心神不宁。而《内经》又说:"恬惔虚无,真气从之,精神内守,病安从来。"也就说保持良好的情绪,保持一颗宁静的心,可以减少很多疾病 (详见第一讲的"人为什么会生病"篇)。因此说,夏季养心,重在安神,至于如何保持良好的情绪和安宁的心境,详见第二讲的养生链接一:音乐养生与心血管疾病的预防篇。

其三，可以常做"静坐养心功"，可以常揉按涌泉、三阴交、神门等穴位（详见第三讲的相关文章）。

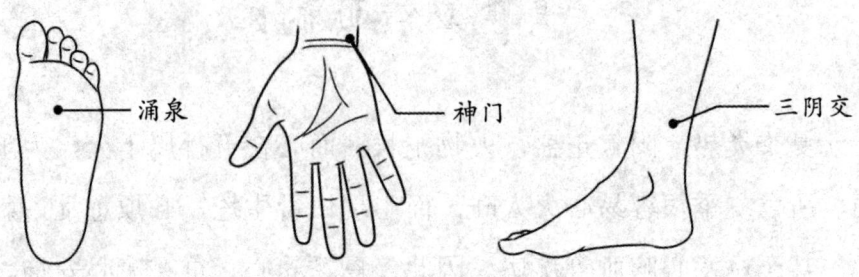

涌泉　神门　三阴交

夏季养生穴位图

其四，可以常食"莲子养心粥"。

养生链接七

莲子养心粥

食材：莲子20克、枸杞子10克、大枣8枚、小米100克。

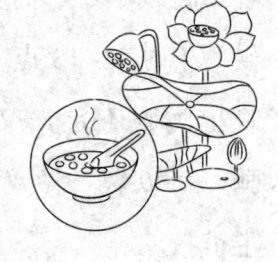

做法：把莲子去芯，并分别把上述材料淘洗干净备用。先把小米、莲子、大枣放入锅中，加适量的水。先用武火把粥烧开，然后加入枸杞子，改为文火慢熬，到米烂汤稠关火，加入适量冰糖即可（糖尿病患者不放）。

功效：具有养心宁神，益气养血之功效。可用于夏季养心保健，心烦不眠等。

夏季饮食调养

夏季炎热,心火易旺,可多食清心养心之食物。如冬瓜、苦瓜、西瓜、绿豆、赤小豆、莲子、大枣等。

同时又不可一味贪凉而暴吃生冷食物,而伤及脾胃 (因为夏季脾胃因受暑热的影响,本身功能就比较差),从而出现口淡无味、食欲不振,甚至腹痛腹泻等。而且夏季又有挟暑挟湿之特点,因此,夏季还应注意饮食清淡,并可多食一些健脾祛湿和养血的食物,如山药、薏米、小米、山楂、南瓜、花生等,这样可以保持脾胃功能正常运行,以提供人体夏天旺盛的新陈代谢所需要的营养。

另外,夏季万物繁盛,致病细菌等微生物也极易繁殖,因此也应注意饮食卫生,以防"病从口入"。

关于夏季常用养生食物的功效等,可查阅书后附录"四季养生图——夏季养生图"。

夏季起居调养

《黄帝内经》中有一段关于夏季的起居调养，讲得非常好，它说："夏三月……夜卧早起，无厌于日，使志无怒，使华英成秀，使气得泄，若所爱在外，此夏气之应，养长之道也。"意思是说，夏季应该晚睡早起，不要厌烦昼长而炎热，要使我们的情绪平和不生气，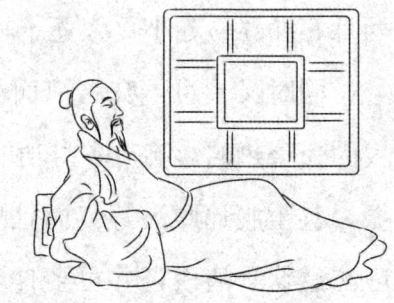从而使人的气色光彩照人，人的阳气得以正常的宣泄，这正是顺应夏季的气候特点，以维护人们旺盛的新陈代谢。

在关于夏季睡觉的事情，我补充四点：其一，腹为五脏之总，腹本喜暖，因此在夏季夜间或午间睡觉，不管天气多热，腹部均应盖上薄被或薄单，不可裸露，尤其对于老人、儿童而言；其二，要尽量午休，如无条件，可以午间抽一点时间练练"静坐养心功"（详见本篇后的养生链接）；其三，天再热，也尽量不要睡户外或地板上，也防夜半地上的寒气和湿气伤身；其四，不要睡在有穿堂风的地方，以防感冒、中风等疾病。

夏季炎热，但是随着现代科技的发展，人们的生活条件有很大改善，夏天不再是那么炎热难熬，人们发明了空调、电风扇等很多方法可以解暑降温。但是，很快新的问题又出现了，一些人在长时间使用空调或电风扇之后，经常出现头晕、头痛、恶心、乏力，甚至出现口眼歪斜等中风现象。而且经常使用空调的人，一旦在不使用空调的环境中，变得更加不耐炎热，更容易出现中暑、感冒等现象，即出现了所谓的"空调病"。

于是，我们陷入了矛盾之中，夏天到底是用，还是不用空调、电风扇？怎样用才能对人体更好一些？其实，这样的困惑存在于现代社会的很多方面，比如现代电脑网络的发明和发展，极大地提高了工作效率，给人们的生活带来了很多方便和乐趣；但同时也带来了很多问题，如沉迷于网络虚拟世界而不能自拔的网民，网络犯罪，电脑黑客，等等。

其实，我们有时候，真应该好好静下来，反思一下一些所谓的"现代文明"，究竟给我们带来了什么？

对于使用空调、电风扇的问题。我认为，人类从古猿经过漫长的岁月，进化到今天的人类，作为灵长类的高级动物，其实是具有很强的对自然环境适应的能力。我们不应该一味地迁就自己，迁就自己趋利避害的惰性。应该让自己适当保留一些耐寒暑的特性，应该更多培养自己去适应环境的能力，而不要老想改变自然环境，否则最终受伤害的还是我们自己（例如，近年一些自然灾害频发，就与人类的一些肆意开发和改造破坏自然的活动有密切关系）。

同样，当我们过多地使用空调，把空调温度调得过低，使室内外温差过大。那么，人体就很容易形成依赖，更不容易适应炎热的环境，同时人体的阳气不能正常的疏泄，皮肤毛孔开合失常，从而使人体阴阳失调，脏腑失衡，而出现一系列不适的症状，甚至疾病，即所谓"空调病"。

所以，在空调、电风扇等的使用上，我有几点建议：

其一，空调、电风扇尽量少用；如果要用，尽量不要长时间连续使用，可以间断使用。

其二，使用空调时，温度不要调得过低（一般不要低于 26℃），这样做既可以使室内外温差不致过大，使人体较容易适应室外炎热的天气，又可以节能环保。

其三，在使用空调或电风扇时，尽量不要让其风直接吹着身体，尤其是头部和颈部，以防出现头痛、面瘫等。

其四，在不用空调时，应即时开窗换换空气，通通风。

养生链接八

静坐养心功

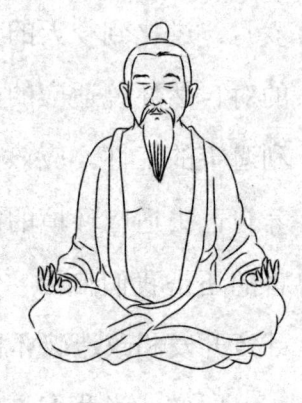

本小功法采用坐位，即一般可以坐在椅子上，双膝自然弯曲呈 90°左右，双脚自然着地，双手心向上放于大腿上。也可以采用简单盘腿坐式，双手心向上放于大腿上。双眼微闭，收起杂念，意守丹田（即把意识重点放在小腹部约关元穴处，随着呼吸运动，想象把全身的元气聚在丹田处），也可以自然呼吸，把思想关注在自己的一呼一吸的运动上。舌尖自然抵着上腭。静坐约 20 分钟即可。

然后收功，即缓缓睁开双眼，口中如有唾液，应把唾液徐徐咽下，并用意念把它引导到丹田的位置（初咽时，感觉有些冰凉，练习久了，咽下去时会感觉温热，甚至感到有一团火在下丹田燃烧，全身顿感舒适无比），同时搓热双手，干洗脸，并张开五指向后干梳头，然后用双手分别从上到下轻轻拍打双上肢、双下肢即可。

此功法虽然简单，但长期练习，即可以弥补睡眠不足，又能养心宁神，有利于恢复体力，改善睡眠之效。

夏季须防中暑

　　炎热的夏天，尤其是在无风或通风差、湿度大的环境下，一些人会出现头晕、头痛、恶心、呕吐，甚至昏迷等现象，即中暑现象。尤其多见于儿童、老人、体弱者，以及户外工作者。

　　虽然，"中暑"应该算是夏季典型的时令病了，正谓："暑之为气，时应乎夏"；但是，通过适当的保养，是可以预防中暑的，至少是可以减少中暑的机会，减轻中暑的症状。

　　"暑之伤，先着于心"。我们可以"养心安神"为中心的养生方法来减少或预防中暑。

　　其一，闷热天气，尽量减少外出次数。如需外出，可以携带如下图所示的一些东西，我称之为"暑天外出三宝"。如下图所示：

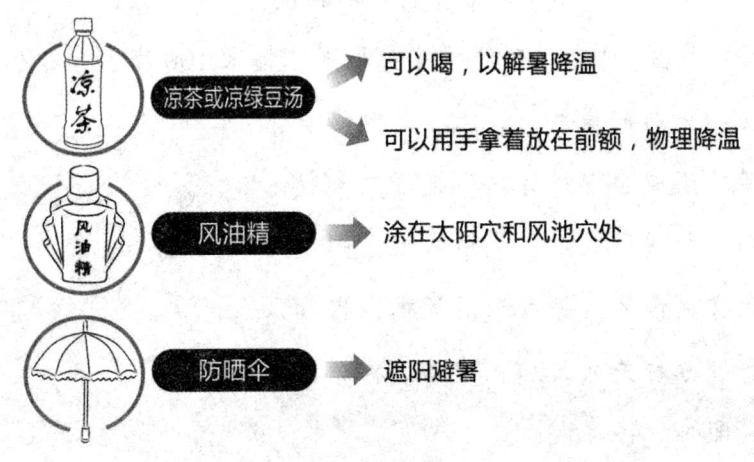

可以喝，以解暑降温

可以用手拿着放在前额，物理降温

凉茶或凉绿豆汤

风油精　涂在太阳穴和风池穴处

防晒伞　遮阳避暑

暑天外出三宝图

　　其二，平时减少使用空调，使用空调时温度调得不要过低，一般

26℃~27℃即可，以锻炼人的耐寒暑的体质（量力而行）。

其三，每天抽一点时间锻炼身体，以增强体质。

其四，暑热当令，饮食应以清淡、养心、健脾为原则（可参阅前夏季饮食调理），每天酌情可食用一次"莲子养心粥"或"扁豆荷叶防暑粥"。另外，可多食生姜，民间有"冬吃萝卜夏吃姜，全年保健康"之说。

其五，穿衣当以宽松舒适、透气性好，材质以纯棉或丝质为好。

其六，有条件者每天尽量午休，如无条件也可做一做"静坐养心功"。

其七，每天可以做一做"151"经络养肾功（参见第三讲的养生链接五）。

夏天，如能做到上述的保养，暑热也就没有什么可怕的了。

养生链接九

扁豆荷叶防暑粥

食材：扁豆60克、新鲜荷叶1小张、粳米100克、冰糖少许。

做法：分别把扁豆、大米、荷叶淘洗干净，把荷叶切成小碎片备用。把扁豆和粳米倒入锅中，加适量的水，先用武火把粥烧开后，改为文火慢熬，等到米烂汤稠，再加入荷叶再熬5分钟关火，加入冰糖（糖尿病患者不放）即可。

功效：可健脾，祛湿，解暑。适用于暑天保健。

夏季防晒护肤篇

夏季保养皮肤的主旨有三个：清洁、补水和防晒。

首先，是对皮肤的清洁。夏天炎热，机体和皮肤新陈代谢都很旺盛，皮肤的皮脂腺、汗腺等分泌物多。这时候，做好皮肤的清洁很重要。可以根据自己具体的皮肤状况，选用相对清洁力度比较强的洁面乳，至少分早、中、晚三次清洁皮肤。

其次，是皮肤补水的问题。夏天闷热，易伤阴，也易伤人体的津液（体内正常水液的总称），皮肤的水分丢失也较多。这时候皮肤充分补水很重要（这里面，其实有一个美容方面的原理，皮肤补水越充分，就越不容易被晒伤，越不容易长斑）。皮肤补水，按照中医养生的理念可以分为两个层次：即内调和外养。内调，可以多食用养阴补津的食物，如藕、银耳、冬瓜、绿豆、丝瓜、猪蹄、鸡皮等食物；外养，每天在洁面后，可以多次使用补水产品。

最后，是关于皮肤的防晒问题。阳光对于万物生灵的重要意义是不言而喻的。但是晒得过多，尤其是夏天的艳阳，对人体而言，可以引起中暑、昏迷等；对皮肤也会带来很多的伤害：如皮肤色素沉积过多，而引发日晒斑，加快皮肤衰老，引起皮肤过敏（日光性皮炎），诱发红血丝（毛细血管扩张症）等问题。因此，在夏天，做好防晒，尤其对女性的皮肤保养而言，很重要。

一般防晒可采取如下图所示的一些方法：

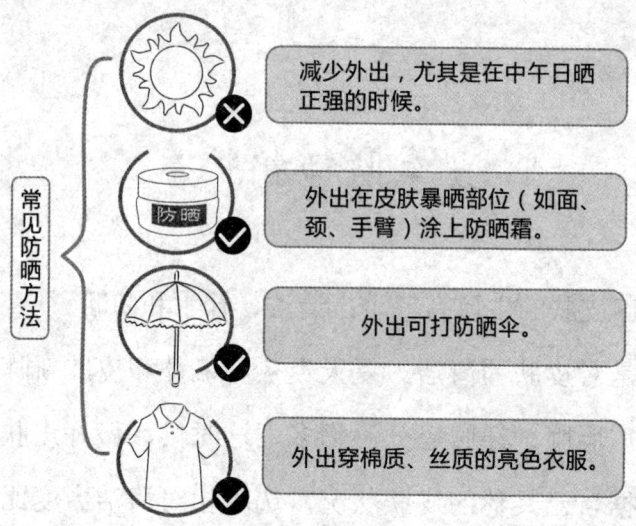

常见防晒方法

- 减少外出，尤其是在中午日晒正强的时候。
- 外出在皮肤暴晒部位（如面、颈、手臂）涂上防晒霜。
- 外出可打防晒伞。
- 外出穿棉质、丝质的亮色衣服。

常见防晒方法图

另外，还有晒后修复的问题，也很重要，即时的晒后修复，可以把日晒后对皮肤伤害降到最低（不要认为，采取了防晒措施，皮肤就不会再受到伤害，防晒在大多数情况下，只是不同程度地降低了日晒对皮肤的伤害，很难说是完全避免了日晒的损害）。每次外出回到家，尤其是在晚上睡前，应该充分把涂在皮肤上的防晒霜清洗干净，然后再上面涂抹上晒后修复的精华等化妆品。也可以按照我在下面介绍的方法，自己动手制作一些晒后修复的东西。

养生链接十

自己动手制作的晒后修复膜

第一种（蛋清修复膜）：把一个生鸡蛋，打一个小孔，倒出蛋清，均匀涂在需要晒后修复的部位，在半小时到一小时后，即可清洗干净，再拍上柔肤水、乳液等。

第二种（黄瓜或苦瓜修复膜）：把去皮的黄瓜（或苦瓜），切成薄片、贴在需要晒后修复的部位，在半小时到一小时后，即可取掉。

　　第三种（绿豆当归修复膜）：取绿豆100克、当归10克、人参20克、土豆淀粉40克混合打粉，每次取适量用蛋清或蜂蜜调均，敷在需要晒后修复的部位，半小时到一小时后，即可取掉洗干净，再拍上柔肤水、乳液等。

　　以三种方法均可进行晒后修复，但以第三种方法修复力最强，根据自己情况酌情选用。

养生链接十一

防晒霜的选择和使用

　　目前市场上防晒霜（乳、露）琳琅满目，有时候让人无所适从。关于防晒霜（乳、露）的选择和使用，我有几点经验之谈。

　　首先，我们应该明白，防晒霜的主要作用，就是将皮肤与日光隔离开来，以减少日光，尤其是紫外线对皮肤的伤害。因此，在选择防晒霜时，首先应该考虑的是防晒霜的防晒功能如何，而不是看它有没有附带保湿或者美白等其他功能。

　　其二，日常生活选择SPF值15左右、PA+~PA++的防晒霜即可；外出游泳等可能会暴晒，可选择SPF值高一些的，如SPF值30左右的防晒霜。日光中的紫外线可以根据其波长，一般分为长波、中波、短波三种紫外线。其中，短波紫外线在经过大气层时大多数被吸收了，到达地面主要是长波和中波紫外线。如下图所示：

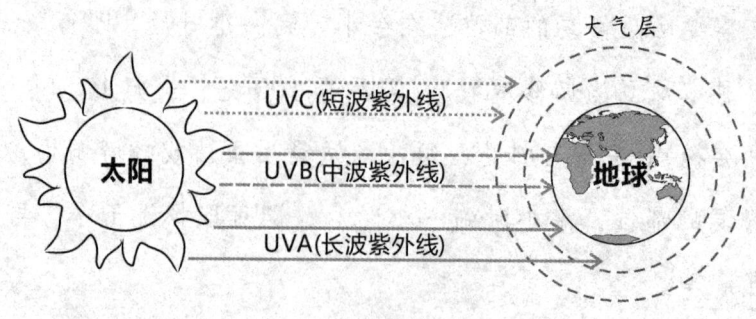

日光中紫外线的分类图

因此，防晒霜主要是防护中波和长波紫外线的伤害。评价防晒霜对中波紫外线的防护能力是用 SPF 值来表示的，一般 SPF 值越高，表示其防护能力越强。评价对长波紫外线的防护能力是用 PA 来表示的，一般用"+"的数量表示其防护强度，"+"越多，表示防护能力越强。但是当 SPF 值越高和 PA 的"+"数量越多的防晒霜，其价格也就越贵，而且皮肤不适感可能就会越强。因此，应该根据自己的实际需要，选择合适防晒能力的防晒霜，而不是一味选择 SPF 值高的防晒霜。如下图所示：

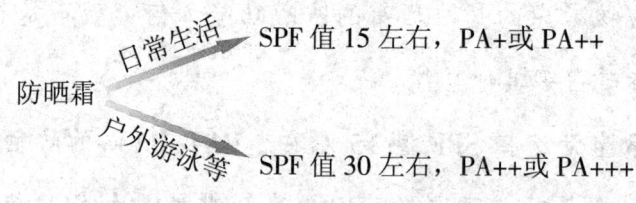

防晒霜的选择图

其三，如外出游泳，还应该注意防晒霜的防水性能，同时可在每 2~3 小时即时补涂防晒霜，以取得更好的防护。

其四，在晚上回家后，应即时把防晒霜洗干净，如果有条件，最好进行晒后修复（可参阅前文），决不要带着防晒霜过夜。

养生链接十二

防晒伞的选择

关于防晒伞的选择,不是说越贵,其防晒能力越强。因为防晒伞的价格与品牌、工艺以及用料等有密切关系,而不是单单取决于其防晒能力。

防晒伞一般可以分为有涂层防晒伞和无涂层防晒伞。有涂层防晒伞最好选择涂层在内的,如内涂银胶层的防晒伞。无涂层防晒伞是不太好选择,我建议大家按照最简单的方法:选质地致密、颜色较深的防晒伞,其防晒能力一般较强,至于防晒伞的面料,一般认为涤龙面料的其防晒效果更好一些。

另外,还可以观察其吊牌上有无 UPF 30+或 UPF 50+,有其标志,一般可以认为其有防晒能力,如没有,再通过其他方法来选择。

漫谈"冬病夏治"

春夏秋冬四季更替，周而复始，自然规律。人类作为自然界的一分子，人体内的阳气（可以理解为与人体的生命力、抵抗力有关的精微物质）也会随之发生适应性变化，出现春生、夏旺（长）、秋收、冬藏的现象。

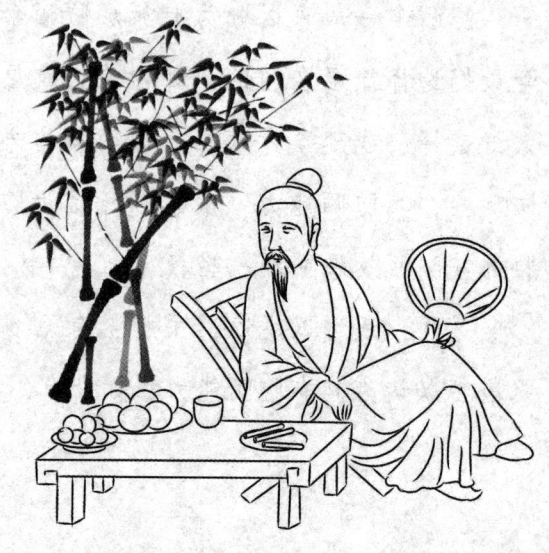

冬季是一年中最寒冷（也是阳气最弱）的季节，而夏天是一年中最炎热（也是阳气最盛）的季节。冬季易发生的疾病大多与"寒邪"有关。根据中医最基本的治疗原则"寒者热之"，那么针对冬季易发生的疾病，即与寒邪有关的疾病，尤其是一些慢性疾病，在外界和人体内阳气最盛的夏季三伏天，进行预防性调理，以期达到减少这些疾病的发生，减轻其症状，甚至治愈这些疾病，提高生存质量的目的，即所谓的"冬病夏治"。

其实，"冬病夏治"仍然是顺时而养和"治未病"的养生思想体现，也是中医养生的一大特色。

施行"冬病夏治"的中医具体方法有很多，有内服中药、穴位敷药、针刺、艾灸、按摩等。我在本篇重点介绍简单、安全、有效的艾灸方法。

适合"冬病夏治"的疾病也很多，我重点介绍两种常见病：老年慢性支气管炎（即老慢支）、风湿性关节炎和类风湿性关节炎及其引发的腰腿痛。

其一，老年慢性支气管炎（老慢支）的"冬病夏治"。

老慢支，常见于中老年人，好发于每年的秋冬季节，以咳嗽、咳痰，常伴有喘息为常见症状，时好时坏，极易反复发作，严重者可以发展为肺心病，给患者带来很大痛苦。用"冬病夏治"的方法，对其减少发作，提高生存质量很有意义。

其操作方法为：选大杼、风门、肺俞、脾俞、肾俞、大椎、丰隆、足三里等8个穴位（这些穴位可查阅第三讲的相关文章），用纯艾条或者药艾条分别直接灸（艾条与穴位距离1~2厘米），直到每个穴位发红充血即可，不要时间太长，以防起水疱（万一起水疱了，可用烧红的针在水疱底部挑破，用消毒干棉鉴挤出疱内的分泌物，外涂红霉素软膏或烫伤膏即可，也可去医院处理）。每年入伏就开始灸，每天1次，头伏灸10天，中伏灸10天（如果中伏为20天，仍然只灸前10天），末伏灸10天，连续灸2~3年。每次艾灸完成后，注意通风换空气，注意用水把艾条熄灭，以防火灾。

其二，风湿性关节炎（或炎风湿性关节炎）以及其引起的腰腿痛的"冬病夏治"。

风湿性关节炎（或类风湿性关节炎）目前的发病率很高，常见于中老年人，现在也可见于年轻人，甚至儿童。它是引起人体腰腿痛的主要原因，严重者会引起关节变形，伸屈不利，行动不便，给人们带来很大痛苦。中医认为其属于"痹证"的范畴，与风、湿、寒邪等侵入人体，引起人体经络不通、气血不畅所致。极易反复发作，迁延不愈。

用"冬病夏治"，尤其是温灸，对于减少其发作，减轻症状，改善其关节功能效果很不错，值得推广。

其操作方法为：选大椎、脾俞、肾俞、肝俞、命门、腰阳关、手三里、足三里、膝眼、丰隆（这些穴位可查阅第三讲的相关文章）等10个穴位，具体灸法同上。同时，在夏天应该尽量少吹空调，最好不要睡竹凉席，并且力所能及的多参加体育锻炼（尤其是进行有针对性的关节功能锻炼，则会更好）。

另外，身体抵抗力差、常感冒的人群也适合"冬病夏治"。

一些包括老人、儿童、身体抵抗力差、经常感冒的人，用"冬病夏治"的方法，对于其提高抵抗力、减少感冒、增强体质，效果不错。

其操作方法：选大椎、肺俞、脾俞、肾俞、命门、关元和足三里等7个穴位（这些穴位可查阅第三讲的相关文章），具体灸法同上。

同时，平时应该注意加强营养，多参加体育锻炼。

秋季养生之絮语

秋高气爽,阳气渐收,阴气渐长,秋季正处在由热盛转向寒凉的过渡时节,包括立秋、处暑、白露、秋分、寒露、霜降等节气。正如《黄帝内经》中所说:"秋三月,此为容平,天气以急,地气以明。"人体内的生理活动亦随之由"夏长"向"秋收"过渡。在这个过程中,我们在饮食、起居等方面的调养,应以养阴润肺为中心,适时作出调整,恰当进行保养,以期安全渡过秋季,维持健康。

下面,我把秋季养生的一些要点编成歌诀,供大家参考使用。

秋季养生歌:

　　秋分瑟瑟阳转阴,

　　"天气以急地气明"。

　　秋燥伤阴亦伤肺,

　　变换季节要当心。

　　秋季养生须养阴,

　　起居穿衣循"秋冻"。

　　秋月宜收不宜散,

　　增酸减辛更相宜,

　　闲来常"呬"养肺金①。

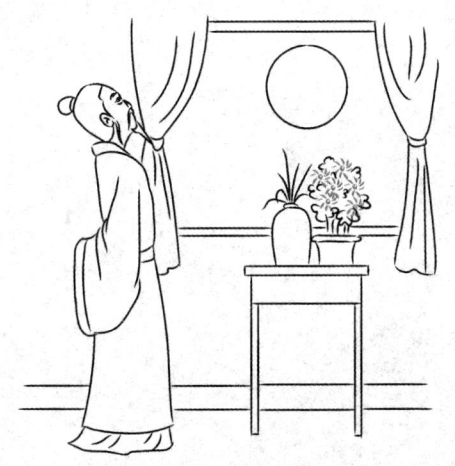

温馨提示

①古代六字导引养生功法一，在秋季常发"呬"(xì) 声，可以宣肺养肺。

发"呬"时，同时把双手举起，作挈起天空的姿势，把"呬"字的气放尽了，就用鼻子往回吸清气（新鲜的空气），一般这样，一"呬"一吸为 1 次，共做 24 次，可以起到宣肺养肺之效。

秋季饮食调养

秋季时处夏冬之交，由热转寒，万物由盛转衰的特殊时节，花草树木开始凋零，天气也逐渐变得干燥（易伤阴、伤肺），且人体经过炎热的夏季，津液耗散较多，所以秋季养生应该顺应这个季节特点，重在养阴，养收（敛），润肺为原则，即所谓秋应肺而养收。这样，人体就可以慢慢蓄积营养物质，收敛肺气，让肺处在一个良好的功能状态，以备度过寒冷的冬季。

因此，秋季可以多食梨、藕、山药、银耳、竹笋、葡萄、鸭肉等养阴润肺的食物（可参阅书后附录《四季养生图》——秋季养生图），而应该少食辣子、姜、葱、香菜等发散的食物，正谓"秋月宜收不宜散"，以防耗伤精气，而体虚易病。

另外，秋季大量瓜果蔬菜上市，食用时要有所节制，尤其是平素脾胃虚寒的人，以及老人、儿童等，以防伤及脾胃，降低消化功能，引起腹胀腹泻等疾病。

下面，我介绍一个适合秋季养生的药膳，"猪肺莲藕汤"。

猪肺莲藕汤

食材：新鲜猪肺100克、莲藕100克、党参10克、姜、葱、盐、料酒、白糖少许。

做法：分别把猪肺、莲藕、党参等洗干净，姜、葱切成小块备用。先把猪肺放入开水锅中氽一下，至其色变后捞出来，切成小片，把莲藕切成小圆片。重新换水，把猪肺、莲藕、党参放入锅中，加入适量的水，然后分别加入葱、姜、料酒、白糖等适量，先用武火烧开，后改为文火慢煲20分钟关火，加入少许盐即可。

功效：养阴，润肺，益气。适合秋节养生保健。

秋季起居调养

《黄帝内经》中说："秋三月……早卧早起，与鸡俱兴。"这样的作息安排，可以保持人体充分的阳气，维持健康。关键在于，现代人的作息时间，一般偏晚，到底几点睡才算"早卧"呢？我建议大家在秋季晚上 10 点到 11 点睡觉就可以。

秋季衣着以"秋冻"为原则。也就是说，入秋后天气渐凉，适时添衣，但不可一下子加得过多，过快，有意识地让身体"冻一冻"，以防出汗而伤阴、伤津，并可以使腠理（皮肤纹理）致密，从而减少外邪（即外界各种致病原因）侵入人体而致病。这也正合"秋冬养阴"的顺时而养的古训。

但是，在实际生活中，也要注意灵活应用，尤其是对于年老体弱者不可一味强求，应根据天气变化情况适时添衣。

另外，秋高气爽，温度适宜，可以增加户外活动，以增强体质。

冬季养生之絮语

千山鸟飞绝，

万径人踪灭。

孤舟蓑笠翁，

独钓寒江雪。

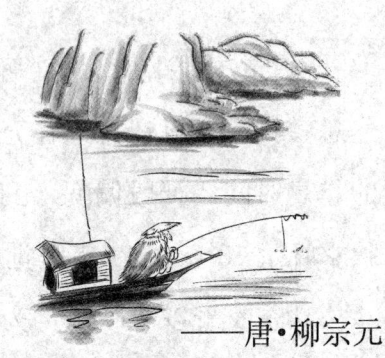

——唐·柳宗元

我很喜欢唐代诗人柳宗元的《江雪》这首诗，特别是他所描述的雪景之美，意境之美。这首诗也反映了一种自然现象，冬季是一年中最寒冷的季节，处在阳气潜伏，阴气最盛的时候，万物都在藏闭，在避寒，在养精蓄锐。它包括立冬、小雪、大雪、冬至、小寒和大寒等节气。正如《黄帝内经》所言："冬三月，此谓闭藏，水冰地坼……此冬气之应，养藏之道也。"

那么，我们在冬季养生中，应在饮食起居等方面着眼于"闭藏"精气，补肾添精为原则。下面，我把冬季养生的要点编成歌诀供大家参考使用。

冬季养生歌：

冬季阳伏阴极盛，

水冰地坼最寒凉。

摔伤多，冻伤多，

感冒咳嗽传染多。

冬月养生重养藏，

早卧晚起避寒凉。

羊肉萝卜都温补，

抱膝常"吹"能养肾①，

节欲保精常安康。

温馨提示

①古代六字导引养生功法之一，在冬季，常发"吹"声，可以补肾益精。发"吹"时，（坐在床上）同时双手抱膝，把"吹"字的气放尽了，就用鼻子往回吸清气（新鲜的空气），一般这样一"吹"一吸为1次，共做24次，可以补肾益精。

冬季应肾而养藏

就像盖楼一样，地基打的好，楼就能盖的高大、坚固。冬季养肾，就是这个道理。冬季寒冷，万物藏闭，肾主人体一身之精气（精气可以简单地理解为全身营养物质的精华部分，详见第二讲的养肾说篇），而《黄帝内经》中说："夫精者，身之本也。"故在冬季，把肾养好，人体精气就充足，来年人体就有充足的营养物质维持生命活动，保持健康。所谓：冬季应肾而养藏。

冬季养肾（关于养肾在第二讲的养肾说中多有讲述），这里就强调以下四点：

其一，少熬夜。我经常说，熬夜是易伤阴，易伤肾的事情，为养生之一大忌，是造成早衰的重要原因之一。充足的睡眠就是一种养生。

其二，节房事。顺应冬季收藏的自然规律，适当减少房事，以蓄阴精，以养肾。

其三，多食核桃、板栗、黑米、羊肉等养肾食物（可以参阅第二讲的养肾说和书后附录《四季养生图》——冬季养生图）。

其四，每天坚持做"151"经络养肾功（详见第三讲的养生链接五）。

养生链接十三

黑芝麻核桃养肾膏

食材：黑芝麻 500 克、核桃仁 300 克、蜂蜜 500 克。

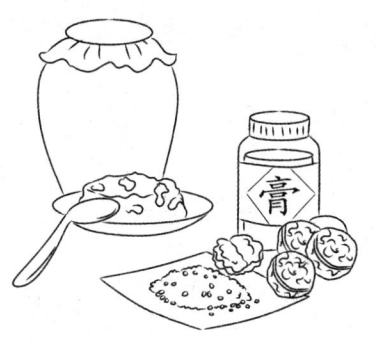

做法：先把黑芝麻洗净晾干，再炒熟，把核桃仁瓣成小块，炒熟备用。把蜂蜜倒入沙锅中，开火烧到有小气泡出现即可关火，然后把黑芝麻和核桃全部倒入，搅拌即可。待冷却，盛入玻璃瓶或瓷罐中保存，随吃随取。

食用方法：每天早晚，每次食用 2~3 勺即可。

功效：补肾添髓，益智养精。适用于冬季养生，益智，抗衰老。

冬季饮食调养

冬季是进补的好时节，既可御寒，又可顺应"冬藏"之自然规律，养精畜税。

可以多食羊肉、牛肉、狗肉、海参、萝卜、板栗、香菇等（可参考第二讲的养肾说和书后附录《四季养生图》——冬季养生图），同时应该注意以下三点：

其一，不可肉食摄入过多，注意荤素搭配，均衡营养，同时防止膳食纤维摄入不足，引起便秘等。

其二，防"上火"。羊肉、牛肉、狗肉、鸡肉、板栗、大枣、桂圆、荔枝等偏热性，在大量进食后，易出现口舌生疮、咽喉疼痛等"上火"现象。这时候，应减少或者停止食用这一类食物，增加瓜果蔬菜；同时，可用菊花、金银花等泡水喝，食用雪梨、柚子等，可以滋阴降火。

其三，进补以"补肾"为主，但同时也应注意润肺。因为，冬季寒冷、干燥、空气质量也较差，而易伤肺导致感冒、咳嗽等呼吸系统疾病增加（可参阅第二讲的养肺说等）。

冬季起居调养

冬季寒冷，夜长昼短，阳气替伏，阴气至盛。我们应该早睡晚起，有条件者，甚至可以等到太阳出来，再外出活动、工作，这样既可以避寒，以防伤阳气，又可以养阴养肾。

外出时注意添加衣物，避免受凉或冻伤。但是经常有一些女性朋友爱美，喜欢冬天穿裙子，穿靴子，可是把膝盖暴露在外。这样做不好，膝关节每天负重活动非常多，而风湿性关节炎也最易侵犯膝关节，膝关节的保暖，对于预防这一类疾病是至关重要的。其实，很多疾病就是由于生活中一些不好的小细节不够注意，时间长了，就致病了，这是一件很让我们纠结的一件事情，这也是中医养生思想需要普及的意义所在。

冬天为了取暖，一些人经常整天关门闭窗，结果室内空气质量非常不好，人体排放的浊气和房间的装修材料、家具等释放的一些有害气体等，对人体健康造成危害。因此，建议冬天每天也应该保持室内有足够的通气通风的时间，每天至少3~4小时。

另外，冬季，我们还应该适当使用室内各种取暖设施，室内温度不宜过高，18℃左右即可，以防室内外温差过大，人体更不容易适应室外寒冷的气候，而更容易受凉生病。同时在室内可以放置水盆，暖气片上搭湿毛巾或使用加湿器等方法，以保持室内一定的湿度，因为室内过于干燥也易伤及人体肺脏。

冬季寒冷，但是，我们每天也应该抽一些时间在户外活动，参加体育锻炼。所谓"动则养阳"，可以培养人体耐寒的能力，也可振奋人体的阳气，增加抗病的能力。

冬季的起居养生可以总结为下图：

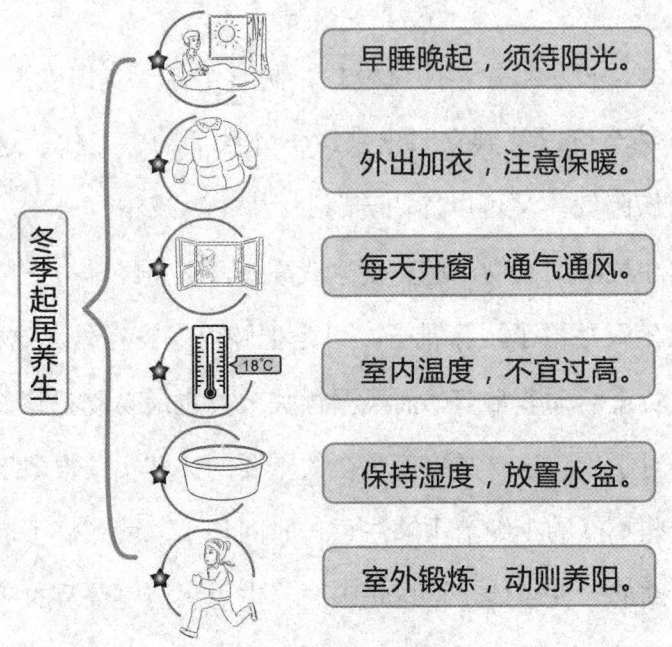

冬季起居养生

早睡晚起，须待阳光。

外出加衣，注意保暖。

每天开窗，通气通风。

室内温度，不宜过高。

保持湿度，放置水盆。

室外锻炼，动则养阳。

冬季起居养生图

第五讲

感悟养生，体会生命

养生，是一种思想，一种尊重自然规律，顺时而养的思想。

养生，是一种生活，一种"食饮有节，起居有常，不妄作劳"的生活。

养生，是一种态度，一种平和、从容、热爱生命的人生态度。

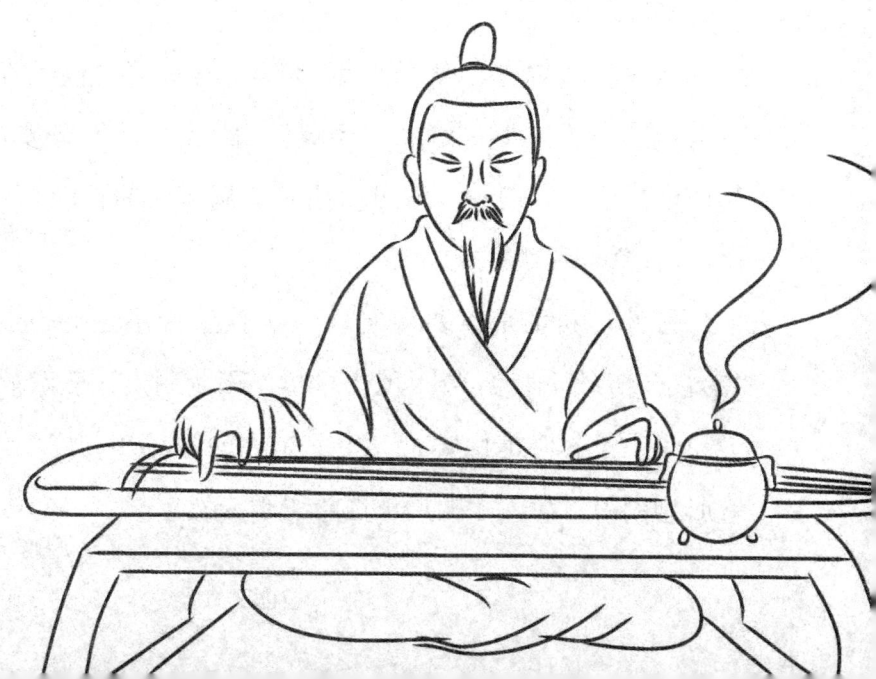

养生，其实就是一种健康的生活方式

祖国医学，其实自从她的理论体系建立之日起，就明确了"治未病"的思想，防重于治的观念。

所以，纵观整个中医的发展历史，也就是中医养生的发展历史。而养生的本质，没有多么高深莫测，就是培养人们一种顺应自然规律的生活方式，一种健康的生活观念。按照这种思想，去合理安排我们的起居、饮食、生活和工作等，就可以减少疾病，增进健康，提高生存质量，达到延年益寿的目的。

正如《黄帝内经》中所言："上古之人，其知道者，法于阴阳，和于术数，食饮有节，起居有常，不妄作劳，故能形与神俱，而尽终其天年，度百岁乃去。"

而这种健康生活方式的核心有两条：一是要顺应自然规律去生活，二是要持之以恒。

顺应自然规律，就是根据自然界的季节气候的变化，按照"春生"、"夏长"、"秋收"、"冬藏"的特点，去合理安排我们的衣食住行，进行适当的调养，就可以达到减病增寿的目的。正谓：自然之规律，浩浩荡荡；顺之昌，逆之亡。

另外，养生是需要持之以恒。养生，不是心血来潮，今天学到"熬夜会伤肾耗阴"，今天就去早睡，而到明天，照旧熬夜，谈何养生？养生也不是临时抱佛脚。养生就是你的好战友、好伴侣，把她融入你时时刻刻的生活，才能真正地防患于未然。

睡前泡足，胜吃补药

宋代诗人陆游适逢乱世，一生颠沛流离，却仍然活了 80 多岁，在那个时代已经算是很长寿了。这与他除了有浓烈的爱国思想之外，还有乐观的生活态度，以及深谙养生之道密不可分。他曾经写了一首很有意思的诗，是专门称赞泡足的：“老人不复事农桑，点数鸡豚亦未忘，洗脚上床真一快，稚孙渐长解烧汤。”

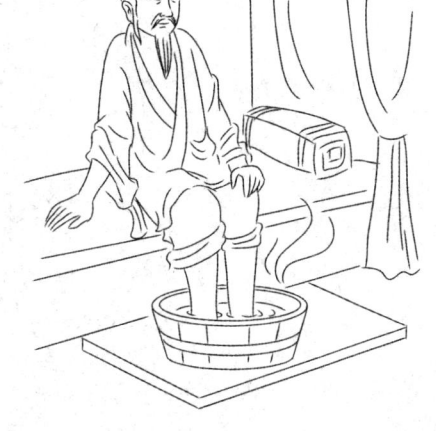

我深有同感。双足承载了人体全身的重量，离心脏又远，血流缓慢，人体代谢废物和毒素易沉积在双足，最容易疲劳。睡前，用热水泡泡双脚，推动血液循环，缓解疲劳，促进人体新陈代谢，轻轻松松上床睡觉，确实是一件快乐的事情。

古人说的好：“人之有脚，犹如树之有根，树枯根先竭，人老脚先衰。”祖国医学认为，在人体有六条经脉（足太阴脾经、足厥阴肝经、足少阴肾经、足阳明胃经、足少阳胆经、足太阳膀胱经）起止点都在双足，在双足上有 60 多个穴位，而这些经脉又分别联络人体的脾、肝、肾、胃、胆和膀胱等脏腑。经常用热水泡足，热水对足部穴位的良性刺激，可以起到疏经活络，调节脏腑功能，平衡阴阳；进而预防疾病，维护健康，甚至对一些慢性疾病如失眠、腰腿痛、高血压、糖尿病等均有一定的改善作用。如果能针对人体具体健康状况，使用一些中药煎水泡足，则会效果更好。

按照我国生理学家张颖清教授在 20 世纪 70 年代提出的生物全息律，人们也可以在双足上能找到全身的内脏、器官和部位等的反射点，经常对双足对应的反射点进行良性刺激，如热水或中药泡足，按摩足部等，就相当于对人体全身进行了按摩一般，浑身舒适。如下图所示：

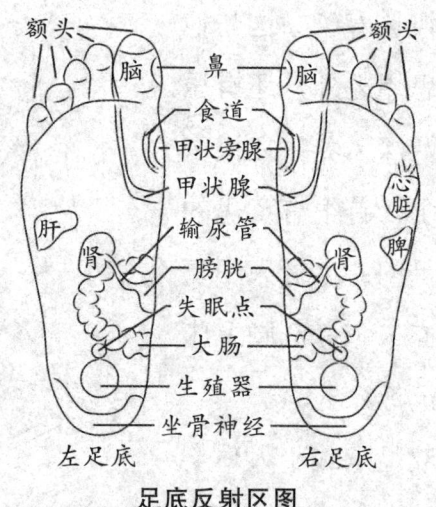

左足底　　　　　　右足底

足底反射区图

在每天睡前泡足时，注意以下几个问题。

其一，坚持用热水来泡足，哪怕是夏天，也不要用凉水。古有：风从颈项入，寒从足底生之说法。具体水温一般可控制在 40℃左右，就是比正常体温要略高一些，在泡足过程中，可以不时添加热水以维持水温。

其二，每次泡足 15~30 分钟即可。年老体弱者时间短一些，体质较强者可以长一些，但都以不超过 30 分钟为宜。因为长时间泡足，下肢血管扩张，其血流量增加，而心、脑等重要器官可能会出现暂时性供血不足而引起不适。如果在泡足过程中，有胸闷、呼吸不畅等出现时，应立即停止泡足，平卧于床上，喝杯糖盐水。

其三，最好能在泡足前半小时喝杯温开水，在泡足后，及时排小便,可以促进人体排出代谢废物,其保健效果更好。

其四,有条件者,可根据自己的健康状况,选择一些中药方子煎水泡足,效果更好 (在本篇之后附有几个经验方,供大家参考)。

其五,孕妇不要用中药泡足,以防意外发生。女性在经期,尤其是月经量较大时,最好也不要用中药泡足,以免月经量更大。

其六,泡足贵在坚持。正如,宋代苏东坡所言:"热浴足法,其效初不甚觉,但积累百余日,功用不可量,比之服药,其效百倍。"

养生链接一

常用泡足中药保健方

一般保健抗衰老方:千年健 30 克、艾叶 30 克、牛膝 15 克、花椒 10 克、杜仲 15 克,煎水泡足。

腰腿痛保健方:川芎 15 克、红花 10 克、延胡索 25 克、伸筋草 15 克、牛膝 15 克,煎水泡足。

失眠保健方:石菖蒲 20 克、夜交藤 10 克、合欢皮 10 克、枣仁 30 克、黄柏 10 克,煎水泡足。

糖尿病保健方:熟地 25 克、生地 25 克、吴茱萸 10 克、川芎 10 克、牛膝 10 克、黄芩 10 克,煎水泡足。

体弱者 (提高抵抗力) 保健方:党参 20 克、杜仲 15 克、当归 15 克、艾叶 30 克、川芎 10 克,煎水泡足。

养生实录一

足道与失眠

青青古藤:我今年 35 岁了,最近几年老睡不好觉,经常在晚上 11 点左右就上床睡觉,可在 1~2 点才能睡着,早晨又早早醒了,白天老没精神。到医院检查，也没有查出什么问题来。听说泡脚对失眠不错，请赐教一二？

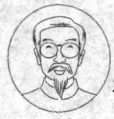 **老杜有话说**：引起人们失眠的原因很多，大多与心、肝、脾、肾等脏腑功能失调上扰心神有关。人的双足有很多穴位，而这些穴位又通过经络与脏腑相连，坚持睡前泡泡足，通过对这些穴位的刺激，就可以起到调理脏腑功能，对身体很有好处，对睡眠质量不高有很好的改善作用。

泡足与洗脚不同，泡足一般水温要高一些（40℃左右），时间要长一些（20分钟左右），在泡足过程中，需不断添加热水，以维持水温。你可以选用石菖蒲安神保健汤（石菖蒲20克、夜交藤10克、合欢皮10克、枣仁30克、黄柏10克）用沙锅煎水泡足，效果会更好。

每次泡完足后，坐在床上，再揉按涌泉、三阴交、太冲、足三里和神门等5个穴位（参阅第三讲的相关文章），同时每天可以再做1~2遍"151"经络养肾功。

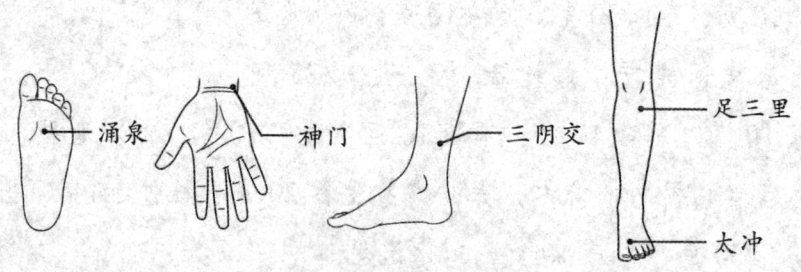

涌泉　　神门　　三阴交　　足三里　　太冲

缓解失眠的穴位图

青青古藤：这几天，我按照此法泡脚，感觉睡得踏实一些，白天也精神一些，非常感谢！

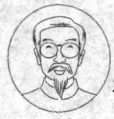 **老杜有话说**：有效就好。贵在坚持！

养生小动作

不要以为,养生只是退休后,老人们才做的事。现代社会,很多青壮年人在社会竞争、工作压力,以及生活不规律等因素作用下,身体素质、健康状况不容乐观。而且,一旦真的生病了,不但在经济上会给我们带来压力,而且疾病本身也会给人们带来很大痛苦。其实,养生就是帮我们减轻压力,甚至减掉压力,让我们活得更健康些,更快乐些!

下面,我专门给大家介绍一些养生小动作,它不会占用你多长时间,也不需要什么场地,你可以在工作间隙,行走在路上,在你举手投足间就可以做的养生小动作。如果能学会几项,并坚持每天都做,你会受益无限。

[呐喊]

方法:在你上、下班的路上,或者在其他不影响他人的场合。你可以用力深吸气,然后再用力发出“啊”或“嗨”的声音,反复做5~10遍即可。

功效:可以宣发肺气,疏肝解郁。适用于经常感冒,心情郁闷的人,或者日常保健。

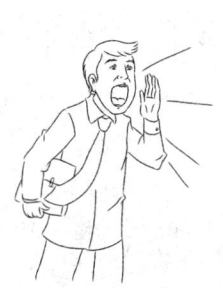

呐喊图

[嗑齿]

方法:在早、晚或午间,嗑齿数次,然后用舌尖按摩牙龈3~5遍,再搅漱口中的唾液,徐徐咽下。

功效:可以养肾健齿,预防龋齿(俗称“虫牙”)

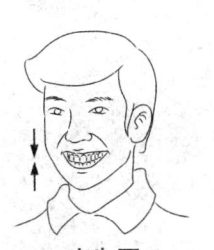

嗑齿图

等牙病。

[耳部保健操] 详见第三讲的养生链接四。

[干梳头]

方法：五指分开，先用单手由前向后干梳头发中间，然后再用双手梳两边，从前向后，共做14 遍；然后同时两手的中指、无名指指腹分别揉按颈部两侧的风池穴 2~3 分钟即可。

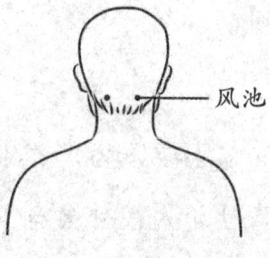

风池

干梳头养生保健穴位图

功效：能醒脑宁神，防脱发，日常保健。

[颈椎操]

方法：坐位或站位，双眼平视前方或者微闭，先将颈部缓缓向后到最大程度，同时用意识尽量将颈部前面的肌肉向上提拉，然后保持10~20 秒，其间保持自然呼吸，再将颈部缓缓向前，恢复到正常位置；同样，再分别将颈部向前、向左、向右，注意每次动作都要把颈做到最大程度，并保持 10~20 秒，另外每次都要回到颈部的正常位置，再做下一个动作。如下图所示：

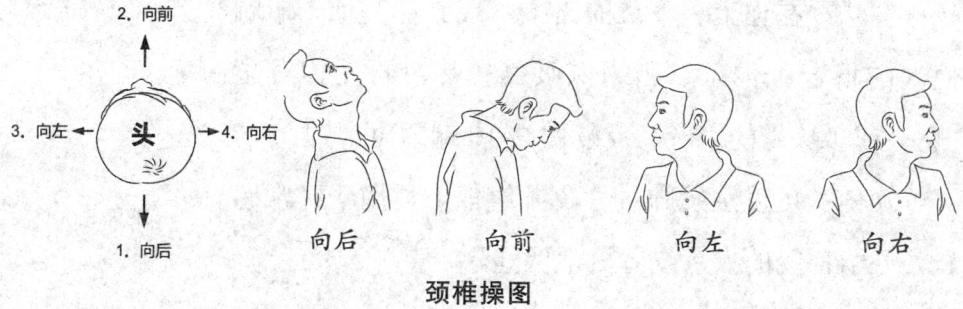

2. 向前   3. 向左   头   4. 向右   1. 向后   向后   向前   向左   向右

颈椎操图

功效：缓解肩颈疲劳，预防颈椎病，保健（注意高血压患者慎做。

[腹式呼吸]

方法：坐位或卧位，全身自然放松，平静下来，意念关注于自己的呼吸运动。先用鼻子用力吸气，吸气时腹部微微隆起到极限，稍做停顿，然后再用力用嘴呼气，呼气时腹部下陷到极限。如此，反复，共做 5~10 分钟即可，每

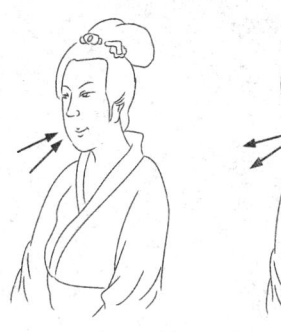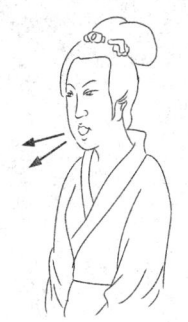

腹式呼吸图

天可以做 1~2 次。每次练习完后，须把口中的唾液徐徐咽下。

功效：可以养心宁神，通宣理肺（锻炼心肺功能），保健。

[提肛运动]

方法：站位、坐位、卧位等均可。提肛运动，就是有意识去往上提收肛门（括约肌），然后再放松肛门（括约肌），这样一提一放，就是提肛运动，每次做 3~5 分钟即可，可以配合呼吸（吸气时提收，呼气时放松）。

功效：可预防治痔疮、前列腺炎，提高性功能。

[金鸡独立踢腿法]

方法：站位，双脚与肩同宽，双手叉腰部，大拇指向前，其他四指向后，放在腰眼的位置。先左脚着地，把右腿缓缓提起来，把膝盖提高到最大程度，保持 5~10 秒钟，然后用力把右脚向前踢出去，然后保持其踢脚的姿势，同时，把右脚脖旋转（先向内旋 10 圈，再向外旋10 圈），然后再把右脚缓缓收回，着地。再换左腿做同样的动作。重复 3~5 次即可。

功效：可强肾壮筋骨，提高身体素质，日常保健。

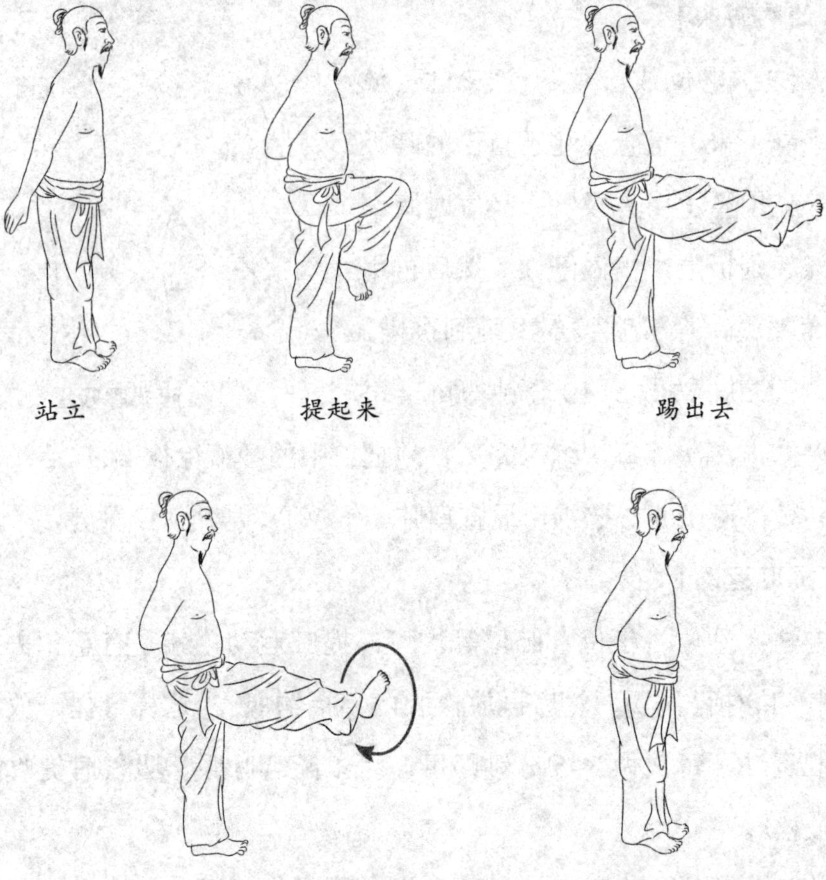

站立   提起来   踢出去

脚旋转   收回

金鸡独立踢腿图

[吊杠]

方法：每天可以抽时间在单杠或门框上（老式木质门框）悬吊身体，双手要抓紧，身体要放松，然后保持到极限，再下来。休息一下，再次悬吊，可做 5~10 次即可，其间，保持自然呼吸，注意安全。

功效：可以预防腰椎病，强壮身体，日常保健。

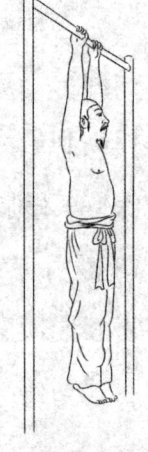

吊杠图

"吃" 的境界

人生有三宝：精、气、神，而精、气、神都离不开人们每天饮食的滋养。正如宋代医家陈直在他的养生专著《养老奉亲书》中所说："主身者神，养神者精，益精者气，资气者食。食者生民之天，活人之本也。"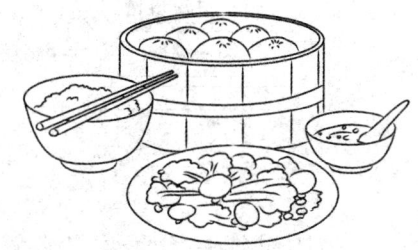

饮食有方，可以吃出健康，吃出美；饮食不当，甚至可以成为人们致病的原因，所谓"病从口入"，如急、慢性胃肠炎、肥胖病、高血压、高脂血症、脂肪肝、糖尿病，甚至一些癌症等均与饮食有密切的关系。

关于"吃"，我把它分为四个境界：第一境界，也是最差的一个境界，就是食不得法，饮食轮为致病的原因；第二境界，"吃"只是用来充饥，维持生命的手段而已；第三境界，饮食养生的境界，就是按照养生理论合理饮食，以达到增进健康，养颜抗衰老的目的；第四境界，即食疗的境界，即在中医理论指导下，有目的选择饮食，或者将饮食与中药配合制成药膳，来辅助治疗或治疗一些疾病。我国自古就有食养和食疗的传统，并崇尚能够食疗的医家，正如唐代大医孙思邈所言："夫食能排邪而安脏腑，悦神爽志以资气血，若能用食平疴，适释情遣疾者，可谓上工。"如下图所示：

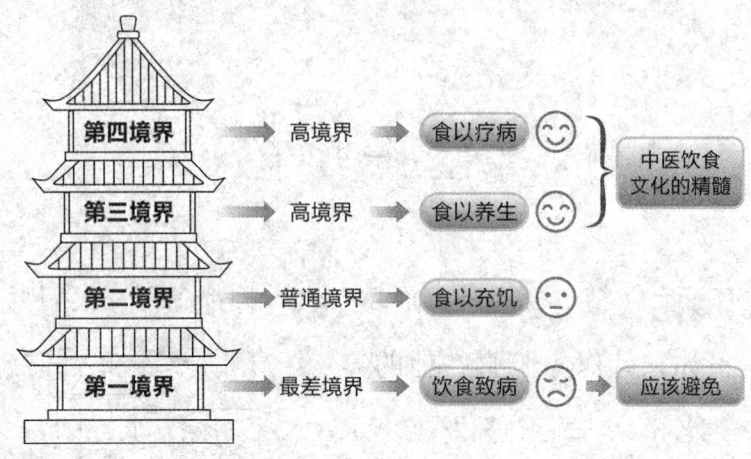

"吃"的境界图

中国是饮食大国，具有鲜明特色的饮食文化，而这种饮食文化是处处浸润了中医文化，是处处渗透了养生理念，在世界饮食文化之林，独树一帜。

中医饮食文化的精髓就是：食以养生，食以疗病，甚至达到食以陶冶情志、赏心悦目——美食家的境界。

如何能够达到这样的饮食层次和境界，我有以下几点建议：

其一，"饮食有节"。中医巨著《内经》早就说过"饮食有节"是人们能够"尽终其天年，度百岁乃去"的重要条件之一，这里的"节"有两层涵义，第一个就是有节制的意思，也就是说，再好吃的东西，也要有节制，所谓饭吃七八分饱就可以了，要注意给我们的"后天之本"脾胃留有余地，让脾胃能够游刃有余的，把我们每次的饮食转化成气血来营养全身。就像汽车一样，每次都满载，甚至超载上路，过不了多久，这个汽车就要坏了，它太累了，它的零部件消耗得太快了。我们的脾胃也是如此，一日三餐，都要靠脾胃转化吸收水谷精微（饮食），来提供全身所需的营养，脾胃的负担本来就重，再如果每次吃饭，没节制，让脾胃满负荷，甚至超负荷运转，脾胃能不病吗？而脾胃一旦病了，人体患上任何疾病都不奇怪。反过来讲，即使人体生病了，如果他的脾胃还好，那么他康复也快。原因也很简单，人体在康复过程中所需要的营养也都需要脾胃来提供。所以，不管在预防疾病、养生保健，还是在治疗疾病方面，都有脾胃为先的传统。

那么，一些朋友又会问：儿童在生长发育阶段，需要大量营养，他们的饮食要不要也有所节制呢？我的答案也是肯定的，也一样要有所节制。在小儿饮食保健方面，中医自古就有：小儿要想得安康，常带三分饥与寒的讲法。现在小儿的一些疾病与其营养过剩、积食等有密切关系，如小儿肥胖、小儿糖尿病等。只是小儿在饮食有节制的同时，要更加注重其饮食的质量，避免只在简单的量上做文章。

另外，饮食有节的"节"还有第二个含义，即节律，就是饮食还要有规律性。每天的早、中、晚饭要尽量按时吃。在饮食调养方面，我经常说，"有时候，怎么吃比吃什么更重要。"其中的一个意思就是强调饮食的规律性，才能形成脾胃的"生物钟"，什么时候吃，什么时候排，按部就班，脾胃就不易生病。否则，饮食毫无规律，脾胃就易生病。就像开车一样，想加油就加油，想刹车就刹车，毫无章法，我看车就该报废了。

其二，均衡营养，不要挑食、偏食。《内经》指出："五谷为养，五果为助，五畜为益，五菜为充，气味和而服之，以补精益气"，很早就提出均衡营养的观念。

每种食物，有不同的颜色，不同的寒热性质，不同的味道，不同的成分；所以，不同的食物，对不同脏腑的营养效果就各有不同。如中医的五色入五脏，五味入五脏的理论，就是其典型的代表，如下图所示：

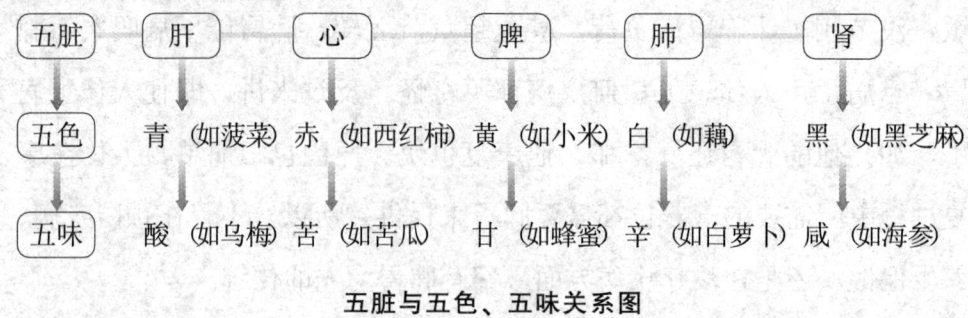

五脏与五色、五味关系图

经常挑食、偏食，就很容易造成脏腑功能偏胜，从而阴阳失调而致病。这一点，对于一些女性朋友和儿童而言，要尤为注意。因为，现代社会物质财富非常丰富，既有条件均衡营养，也易造成挑食、偏食的问题，关键在于培养一个良好的饮食习惯。

其三，在食养和食疗的时候，要注意，"药食同源"的原则。这里边有两个道理：第一，就是说，在食养和食疗时，食物的运用同中药的原理一样，也有"四气"（寒、热、温、凉）和"五味"（酸、甘、苦、辛、咸），也有归经和搭配问题。如苦瓜，其性寒味苦，故能清热泻火，解暑，尤善清心火；南瓜，性平味甘，故能健脾益胃。

第二，在食养和食疗时，选择用在药膳的中药，要注意其的安全性，可以尽量选择"药食同源"的中药。一般来讲，食物很少有毒性，而有些中药是有毒性或副作用的；所以，既是食物又是药物的物品，一般是比较安全的。因此，我在书后附录中列出了国家卫生部在2002年公布的既是食品又是药品的物品名单，供大家参考使用。

另外，也要特别注意，即使是属于"药食同源"的中药，也未必绝对安全。比如苦杏仁是有小毒，使用过量了也会出现中毒现象，故苦杏仁在食疗或食养中使用量一般不要超过10克。因此，食疗中药也不可滥用，最好在掌握一定的食疗中药知识之后再使用，或者在中医医师指导下使用更好。

其四，食宜因时。一年四季寒热阴阳变换，周而复始，人们的饮食也应该顺应季节气候变化，合理饮食，这方面的内容在前面第四讲（尊重自然，顺时而养）中多有表述。我在这里，重点强调一下，就是一天二十四小时，人体的脏腑经络功能处在不同状态。因此，一日三餐也不尽相同。一般来讲，早晨，人体如同朝阳一样，阳气渐升，故早餐以吃得舒适为原则，以防加重脾胃负担，蒙蔽清窍；中午，人体如日中天，状态处旺盛阶段，而且人体经过一上午的消耗，急需补充大量的营养，故午餐是一天中的正餐，饮食要尽量丰富，量也偏大；下午，人体如夕阳西下，脏腑功能，尤其是脾胃功能又开始减弱了，故晚餐宜清淡、易消化，也不宜吃得过多，过晚，以防伤害到脏腑功能，尤其是年老、体弱者。简单地说，一日三餐以"早舒适，午丰富，晚清淡"为原则。如下图所示：

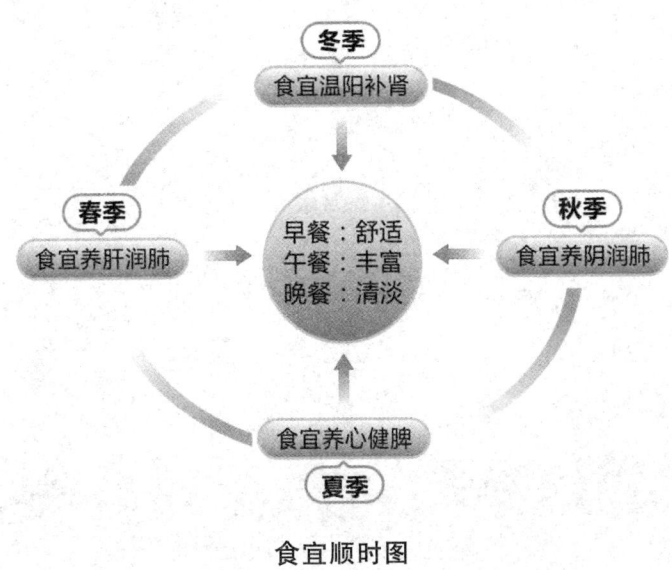

食宜顺时图

其五，食宜因人。男女老少，年龄性别不同，饮食亦不同。例如，一般儿童不宜食甲鱼、人参等，食之易"上火"和性早熟；成年女性可多食木瓜，可以理气健乳。而且体质又有阴阳强弱不同，饮食也不同。例如阿胶补血虽好，但是脾胃本身很弱的人，食之反而加重脾胃负担（因阿胶黏滞，不易消化和吸收），不如常喝小米花生大枣粥，既好吸收又健脾养血功效好；再如柚子下火很好，还可促进排便，但是胃寒者不宜食用（因为柚子性寒，多食伤胃）。

因此，什么是最好的饮食？——适合自己身体状况的饮食就是最好的饮食。

综上所述，我们可以看出，"吃"的学问可真不少。希望大家能够"吃"的明白，"吃"的健康，"吃"出高境界。

附录一：四季养生常用食物

春季养生食物

1. 菠菜：味甘，性平。可以养血，止血，平肝，润燥，也是常见蔬菜。

2. 芹菜：味甘微苦，性凉。可以平肝止血，清热祛风，利水解毒，促排便（低血压患者少食），也是常见蔬菜。

3. 鸡肝：味甘苦，性温。可以补肝益肾，养血明目，消疳积。

4. 银耳：味甘，性平。可以滋阴，生津，润肺，养胃。

5. 梨：味甘酸，性凉。是天然润肺、生津之品，还具有一定的化痰止咳，除烦利尿之效，亦可解酒毒。

6. 莲藕：味甘性寒。可以清热生津，润肺除燥，清心除烦，是润肺保健美容之上品。

7. 百合：味甘微苦，性微寒。可以养阴润肺，清心除烦，安神。长期食用，可以改善老慢支患者的生存质量。可泡水喝，也可煲汤。

8. 决明子：味甘苦，性微寒。有清肝明目，利水通便之效，是现代常用保健中药，可泡水如茶饮。

夏季养生食物

1. 苦瓜：味苦性寒。可以清热，解暑，明目，解毒，减肥。尤善泻心火。

2. 绿豆：味甘性寒。有清热，防暑，利水，利咽，解毒之效，是夏天解暑之佳品。

3. 小米：味甘性凉。可以和中益胃，除热，解毒。小米善健脾胃而不上火，又好消化吸收，对于体弱多病、产后、大病初愈者尤为适合。

4. 山楂：味酸甘，性微温。可以消食健胃，行气消滞，活血化瘀，尤善消肉食积滞。

5. 南瓜：味甘性平。可以健脾益胃，润肺，解毒。由于其性平和，男女老少皆可食用。

6. 薏米：味甘性微寒。可以健脾祛湿，舒筋除痹，清热排脓，为健脾祛湿，通利关节的食疗佳品。

7. 西瓜：味甘性寒。可以清暑解热，止渴除烦，利尿，为夏季解暑之佳品。注意脾胃虚寒者少食。

8. 荞麦：味甘、微酸，性寒。可以清热解毒，健脾胃，为夏季健脾解暑之佳品，又有一定降血脂之效。

秋季养生食物

1. 山药：味甘性平。可以健脾，养肺，补肾，益气。可以泡水如茶饮，也可煮粥，煲汤等。

2. 蜂蜜：味甘性平。可以润肺，健脾益气，通便解毒等，为日常滋养佳品。

3. 竹笋：味甘性寒。可以化痰，消腹胀，利水。可与肉同炒食，也可与粳米煮粥喝。脾胃弱者少食。

4. 萝卜：味甘辛，性凉。可以理气，宣肺化痰，利尿。可凉拌，煲汤等方法食用。

5. 柿子：味甘涩，性凉。可以润肺，生津，解毒。柿饼还可健脾。

注意脾胃弱者少食生柿子。

6. 无花果：味甘，性凉。可以养肺，利咽，健脾开胃，增强体质。

7. 葡萄：味甘酸，性平。可益气，养肺，壮筋骨，利水，具有一定抗衰老之效。注意糖尿病患者少食。

8. 鸭肉：味甘咸，性平。可以养肺，益气，养阴，利水。其肉肥而不腻，为滋补佳品。注意便溏者少食。

冬季养生食物

1. 黑芝麻：味甘，性平。可以补肝肾，养精血，润泽头发，润肠通便，具有一定抗衰老之效。

2. 枸杞子：味甘性平。可以补肝肾，明目，润肺。常可泡水，煲汤，熬粥等方法食用。

3. 胡萝卜：味甘性温，可健脾消食，补肝明目，为冬季常用养生食物，有"冬吃萝卜，夏吃姜"之说。

4. 黑木耳：味甘性平。可以补气养血，润肺止咳，具有一定的抗衰老、抗癌之效，为常用保健佳品。

5. 核桃：味甘、涩，性温。可补肝肾，益精，通便，为补肾健脑之佳品。注意便溏者少食。

6. 羊肉：味甘性热。可补肾壮阳，补气养血，健脾益胃，为冬季养生之佳品。注意多食易"上火"。

7. 香菇：味甘性平。可以健脾益胃，扶正补虚，抗衰老，益智，为常见保健食物。

8. 大枣：味甘性平。可以益气养血，补中，解毒。可以泡水、煮粥、煲汤，为常见保健佳品。注意鲜枣勿多食。

附录二：2002 年我国卫生部颁布的既是食品又是药品的物品名单①

(按笔画顺序排列)

丁香、八角茴香、刀豆、小茴香、小蓟、山药、山楂、马齿苋、乌梢蛇、乌梅、木瓜、火麻仁、代代花、玉竹、甘草、白芷、白果②、白扁豆、白扁豆花、龙眼肉（桂圆）、决明子、百合、肉豆蔻、肉桂、余甘子、佛手、杏仁（甜、苦)③、沙棘、牡蛎、芡实、花椒、赤小豆、阿胶、鸡内金、麦芽、昆布、枣（大枣、酸枣、黑枣）、罗汉果、郁李仁、金银花、青果、鱼腥草、姜（生姜、干姜）、枳椇子、枸杞子、栀子、砂仁、胖大海、茯苓、香橼、香薷、桃仁、桑叶、桑葚、橘红、橘梗、益智仁、荷叶、莱菔子、莲子、高良姜、淡竹叶、淡豆豉、菊花、菊苣、黄芥子、黄精、紫苏、紫苏籽、葛根、黑芝麻、黑胡椒、槐米、槐花、蒲公英、蜂蜜、榧子、酸枣仁、鲜白茅根、鲜芦根、蝮蛇、橘皮、薄荷、薏苡仁、薤白、覆盆子、藿香。

✒ **温馨提示**

①虽然既是食品又是药品，在生活中应用也应注意安全，最好在完全了解此食品或药品后再使用，或咨询中医师后再用。

②白果有毒，不可生食，煮食亦应少食。

③苦杏仁有小毒，一般保健使用不可过量（不超过 10 克）；甜杏仁一次也不要多食。

后 记

　　这几天，连阴雨，不断有因雨受灾和死亡的消息传出。据有关报道显示：西安地区今年9月份前18天的降雨量累计近300毫米，相当于260多个西湖的水量，达到50年来同期最大量。这几天的心情，就像这连阴雨一样阴郁。其实，近些年，什么百年不遇的旱灾、地震、海啸、飓风等自然灾害屡见不鲜，不断地麻痹着我们的神经。

　　有时候，我经常在想：这些自然灾害现在这么频繁，到底是天灾，还是人祸？难道这是上苍对我们肆意破坏自然、改造自然的警告和惩罚吗？

　　生老病死，也是自然规律。可是，我们偏偏不想衰老，也不想生病，更不愿意早早就死亡。可事实是：直到今天，我国的平均寿命仍在70岁左右，而现在大量生命科学的研究表明：人类的正常寿命应该在120岁左右。是谁吞噬了我们近一半的生命？另一组数据，则给出了答案：我国现代社会死亡的第一原因是疾病，而且心脑血管疾病又居这些疾病之首，也就是说绝大多数人都是病死的，而自然老死者（寿命在100岁以上）凤毛麟角。当我们在面对亲人忍受着疾病煎熬的时候，甚至因病而永远地离开我们的时候；我们经常痛苦地扪心自问，我们为什么要生病？难道这些疾病都不能预防吗？难道这些疾病都不能治愈吗？

在面对自然灾害和疾病对我们的生命和健康不断造成威胁的时候，我们普通老百姓该怎么做？又能做些什么呢？

我通过这些年对中医养生的研习，从以提倡尊重自然、顺时而养和"治未病"为核心思想的中医养生中，得到了启示：尊重自然，就是尊重我们人类自己；爱护自然环境，就是爱护我们自己的健康和生命；顺应自然规律去生活，去调养我们的身体，就是减少疾病，呵护健康、延长寿命的最好方法，从而让我们生活得更幸福一些，更快乐一些。

这也是这些年，我去研习，去挖掘，去整理，去推广中医养生的最大动力所在。

这时候，天空开始放亮，几朵乌云开始镶上了金边，我依稀看到了太阳的万丈光芒，正要冲破那满天的乌云，就要绽放出那应有的光彩……

谨以此书献给我的父亲，我的母亲，我的兄弟姐妹，献给一切尊重自然、热爱生命的人们！

感谢世界中医药学会联合会亚健康专业委员会会长、中华中医药学会亚健康分会主任委员孙涛教授！孙教授在百忙中给予本书热忱的关注，并为之作序。这对于我这个中医学子来说是莫大的鼓舞！感之切切！

感谢郭诚杰老教授！郭老不顾已九旬高龄，逐字逐句彻读拙作，并为本书欣然作序。郭老作为我国针灸学老前辈，博学笃行，德艺双馨，是我等后辈学习的楷模。本书能得到郭老的肯定，是吾辈之幸事！中医之幸事！

感谢中华中医药学会理事、陕西省中医药学会"治未病"委员会主任委员、陕西省中医医院副院长王静怡女士，中华中医药学会亚健康分会副秘书长、主任医师常海沧先生，西安市红十字会医院副主任医师、骨科博士李毅先生，解放军第四军医大学第二附属医院肿瘤学博士李刚先生，西安市儿童医院硕士研究生李静女士，在他们各相关专业领域内所给予热忱的帮助和中肯的指正！

最后感谢世界图书出版西安有限公司的姬艳萍和赵亚强两位好友，以及所有对我的写作和本书的出版发行，提供帮助和做了大量工作的人们！

张建军

2011 年 9 月于古城西安